暮らし発・いのち発

未来のページは「私」が創る

馬場利子

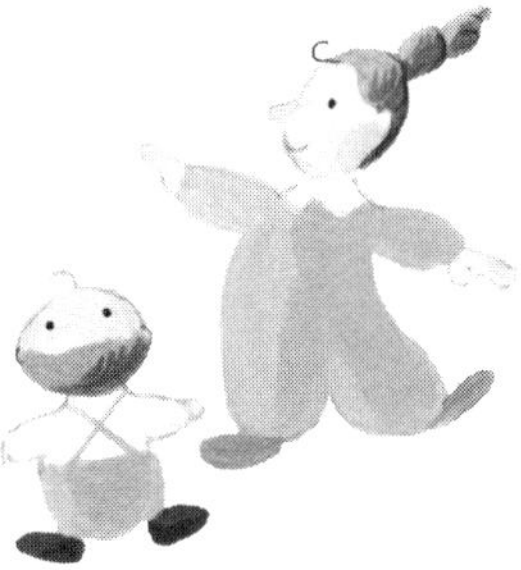

地湧《ちゆう》社

はじめに

世の中の理不尽さに苛立っている人、
大人は信用できないと思っている若者たち、
日本はなんだか変だと思っている人、
ひとりぼっちだと感じている人、
子育てに迷っている人、そんなあなたへ…。

私もそうでした。「なぜ?」「どうして?」「どうしたらいいの?」いつも自問ばかりする子でした。自分がどんなふうに動いたらいいのかわからないから、あせったり、悩んだり。人生って自分の望まないこと、予想しなかったことばかり起こりますよね。でも、答えを求め続けていると、信じられないくらいおもしろいことが起こるんです。

辛さに崩れそうになると、素敵な人に出会い、
「そんなの変だ!」と叫ぶと、そこに現われた人の、
心が震えるような生き方に触れて思わず涙ぐんでしまう…。

〝何も知らない自分〟を実感してしまうと、もうどんなことも人のせいにしている時間などなくなってしまいます。

今、何かしら次の一歩を踏み出せずにいる方がいたら、ぜひ読んでください。

一歩を踏み出している方も、ちょっと立ち止まった時に読んでください。

いつの日も素敵な人、たおやかな「いのち」のエネルギーがいっぱいです。あなたのまわりに…ね。

馬場利子

●●●目　次●●●

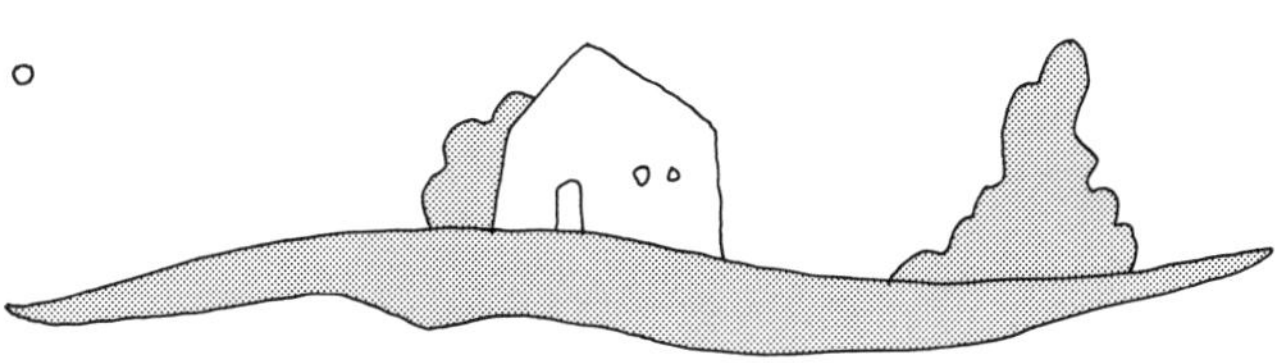

2　私の母乳を測定してください

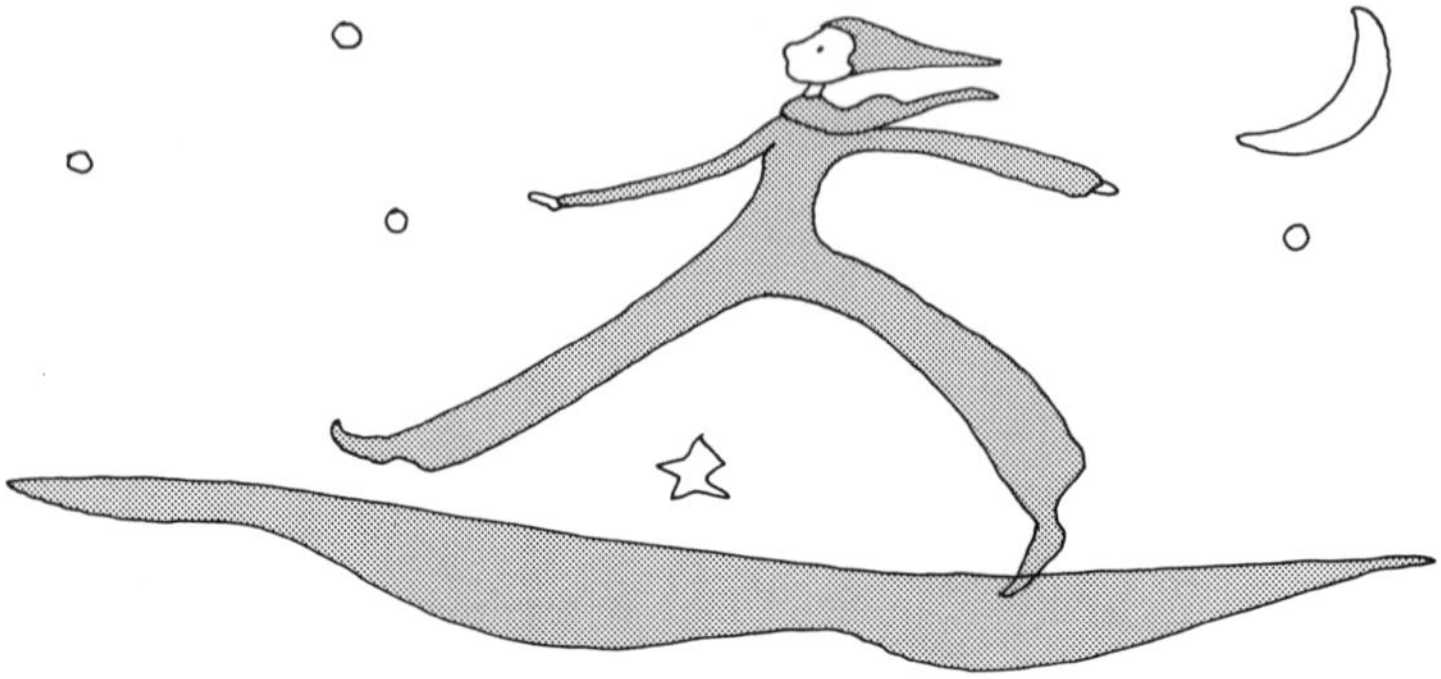

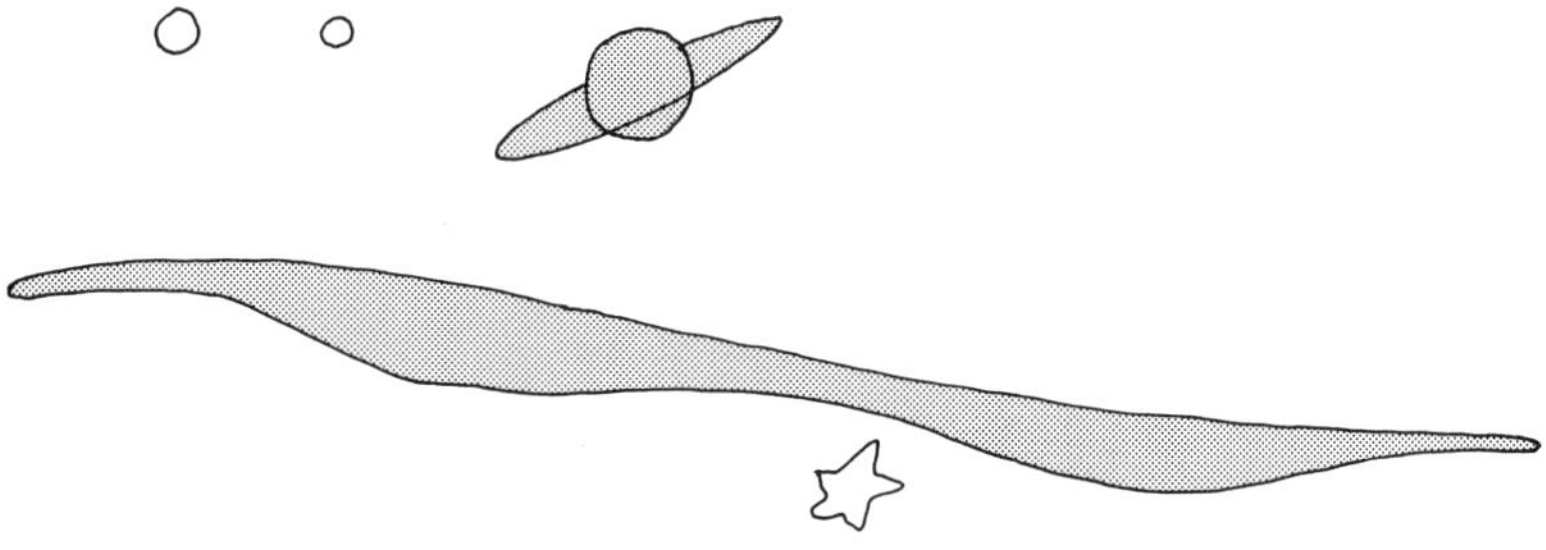

イラスト　清重伸之
装　幀　石渡早苗

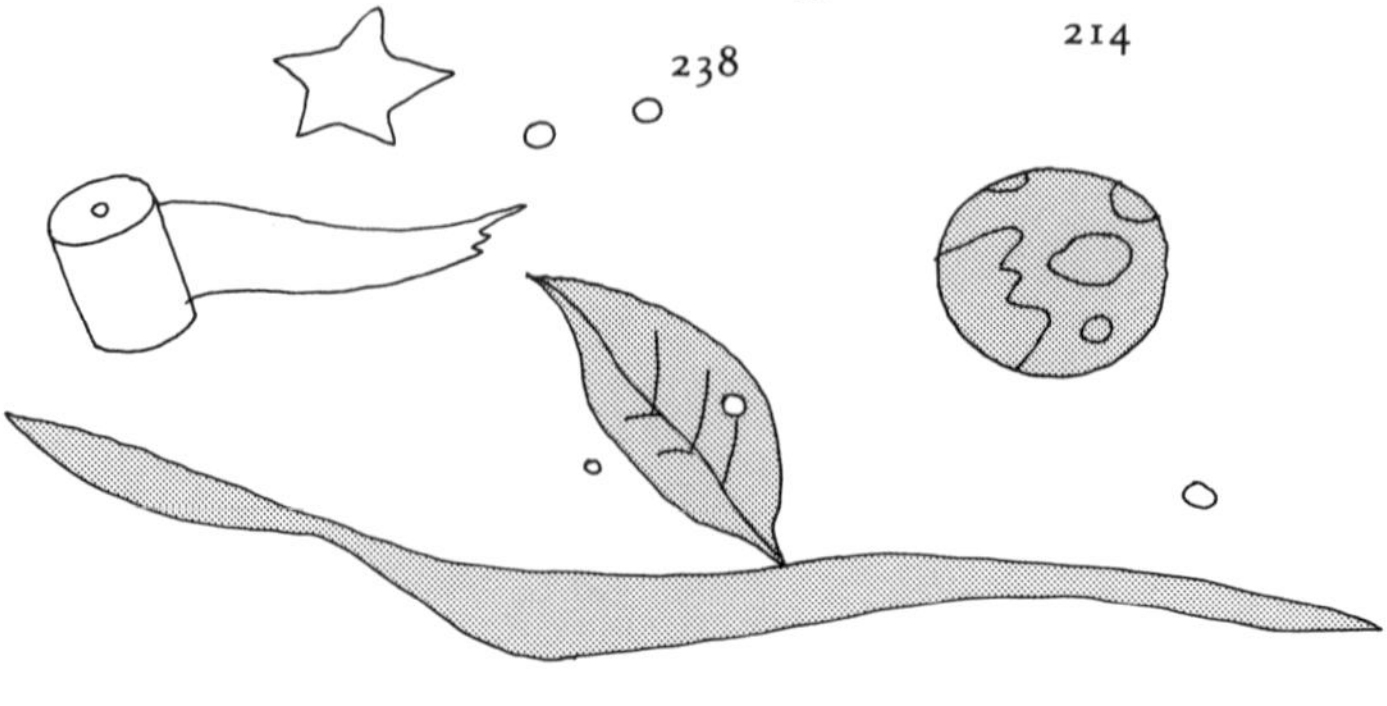

1

たった一人からの
　出発

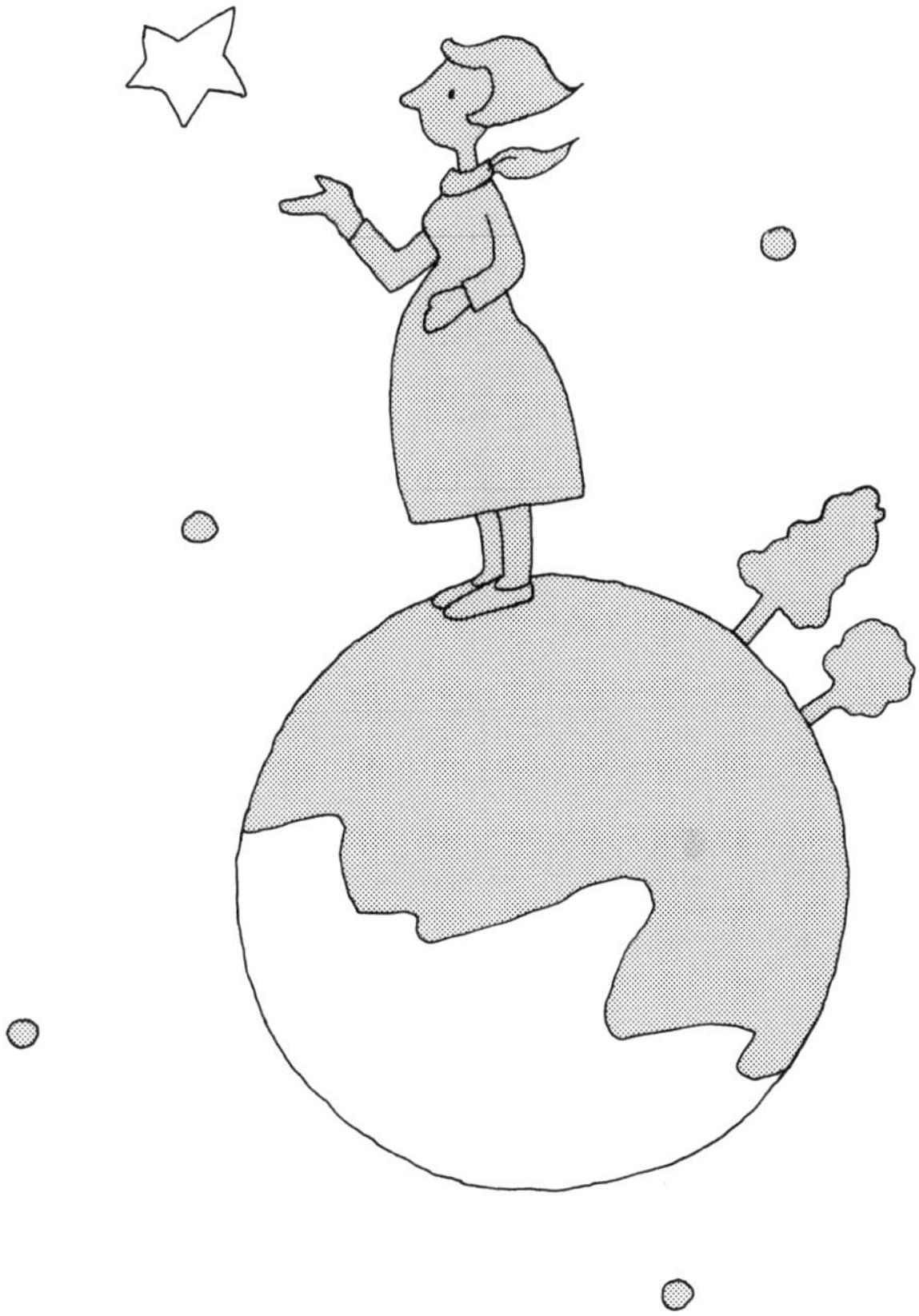

孤独からの出発

十九年前の孤独、それは結婚と共に始まった。たぶんそこが私の原点。

幼い頃から、何か自分として生まれた意味――神様との約束――があると思っていた。それが何なのか、ハッキリと知ることができたらどんなにいいか…。空に向かって山に向かって、川に向かって問いかけても、私に特別な啓示があろうはずがない。

とにかく、人が幸せに生きるために何か役立つ仕事がしたい…。私はいつもそんなふうに思っていたし、そう語ってくれる祖父母もいた。私は与えられた環境の中で人の二倍も三倍も充実した青春期を経て、自分に誠実に、社会の物差しに従うより自分を信頼して生きていた。

「どうして、あなたはそんなに困難な道ばかり選ぶの。誰が考えてもそれは損な道、あとで必ず後悔するわよ…」母、親友、恩師によくこう言われる生き方も、私には特に〝困難〟の意味がわからない、そんな子だった。

二十二歳、そんな青春のただ中でＫ氏に出会った。

Ｋ氏は夫。この人に出会わなければ、私にとって〝いのち〟とは単に私個人のもの…にすぎなかったのだが、運命は用意され、二人は出会った。Ｋ氏も珍種、バカみたいに真っすぐで強い人。世の中の価値観よりもっと大切なもの、真なるものを欲していることが私にはすぐわかった。しかし出会った時はすでにK氏は人夫《ひとおっと》（人妻と言うからには人夫とも言いますよね？）であった。それでも結局知り合って六年目に、結婚した。二人の人生が社会と折り合い、円満にいくための手段が結婚だったけれど、愛の形として〝結婚〟が必要かどうかは、二人の間で大きくずれていたと思う。

人生のプランの中に〝結婚〟というものがなかった（これは私の個性を配慮した父母の養育の賜物。私もなんとなく、自分で自立して生きるものとしていた）私は当然、家庭に入るなどとは思ってもいなかった。

ところがK氏は「二人が働けば家庭は空っぽになり、ただの同居人になってしまう。家の中にはそこを守る人も必要なのだ」と主張した。

私は当時故郷の岐阜に住んでいたが、すでに夫は郷里を離れて浜松で働いており、そこに私が同居すれば、それまでの私の背景が中断してしまうことは明らかだった。だから、私が冷静に状況を判断し自分の主張を通すためにあらゆる努力ができる人間だったら、二人の結婚は決してあり得ないことだった。しかし似た者同士なのか、互いに発狂していたのか、

「人生に起こること――喜んだり、悲しんだり、旅をしたり、病気をしたり、そのどんな時も別々に過ごすなんて考えられない。別々に暮らして、いっしょに感じ合うことができないなんて、信じられない…」というK氏の言葉に、私はそれ以上何も考えず、未来だけ見て新生活が動き出したのだ。

ところが恋愛時代の〝一つの魂が二つに割れただけ…〟という一体感はどこに行ったのか、K氏の男性観、女性観は私より上の世代独特の日本の伝統美の世界そのもの。パニックの連続だった。

「私だって働いて社会のために何か役立つ生き方をしたい。そのために今まで自分の勉強だってしてきたのに。女だって働くのは人として当然の願いじゃないの？　男とか女とかそういう問題じゃないと思う」男女の性差はあっても人間として同等、と主張しているうちに、私は妊娠してしまった。

〝エエ～ッ。どうして？〟子どもを産まないという条件で結婚したのに、どうして人生って思いがけないことばかり起こるのだろう。計画通りにはゆかない…。働きたいどころの話ではなくなってしまった。

命を宿した私は、人生が大きくシフトしたのを感じた。

「どうして私たちに子どもが必要だというのかしら？　私は一人の人間として世の中で働き、二人で暮らせればいいのに。神様は私にいったい何を期待しているのかしら」夫に問うた。

「愛し合って結婚をして、家庭ができて、子どもが生まれる。すごく自然なことじゃないか。もしかしたら、子どもが生まれて初めて家庭と呼べるのかもしれない。神様がそう望んでいるんだよ。君みたいに使命、使命なんて思い詰めなくても、絵を描いたり、小説を書いたり、好きなことをして暮らしたっていいじゃないか…」

K氏は平穏な家庭を望んでいるように思えた。何か割り切れない気がした。そんな平和な家庭が望みなら、私と結婚などしなければよかったのだ。愛する人と暮らすことと、世の中のために働くことは簡単に両立すると思っていた私は、呆然とするだけだった。

でも私は神様には弱い。いつも私の最大の理解者だったし親友でもあった。その神様が私に母になることを望まれたことは間違いなかった。

私は今ある自分の命について思いをめぐらせた。

昭和三十一年から三十二年頃、日本ではポリオ（小児麻痺）が流行し、多くの子どもたちが罹患した。私もその一人だった。亡くなった子も少なくなかった。長男を誕生直後に亡くしたあとに生まれた私への父の盲愛ぶりは、いく度となく母から聞かされている。四歳まで誰よりも健康で利発だったという私が突然発熱し、原因不明の症状が続いて大病院にたどり着くまでの話は、私が成長するまでは決して語られることのない生家のタブーだった。名古屋大学医学部附属病院の小児科で適切な治療を受けられたのは、当時として幸いなことだったろうが、同室に入院した四人の子どもたちのうち、生き残ったのは私だけだった。それを知ったのは中学二年生の時だった。

私は幼い頃から不思議な勘が働くことがよくあった。母や祖母はそれをそのまま受け入れて聞き流してくれていたが、学業に関心が強くなると同時に少しずつ、そんな出来事も消えていた。けれども中学二年になったばかりの四月。深夜、ハッキリとした夢で私は目を覚ました。

小児麻痺の後遺症で寝たきりの努君がベッドに半座位になって私に話しかけた。

「僕はもう死ぬけど、やっとこれでお母さんを楽にしてあげられる。お母さんはずっと僕の世話でどこへも行けなかったし、大事にしてもらって…。僕これでやっと親孝行ができる…」

夢に出てきた努君は高校生の顔をしていた。私より二歳上、もう四年も会っていなかったから、十二歳の努君しか知らなかったのに…。

努君と私は同じ病室に入院していたうえに家も比較的近かったので、退院してからも私は母に連れられて努君の家をよく訪ねていた。ベッドに寝たきりの努君の遊び相手として連れていかれたのか、母親同士が親しかったからなのかわからないが、私たちは仲良く遊んだ。学校に行っていないのに努君は本当に賢かった。本を読んでくれたり、絵を描いてくれたり、掛け算も努君から習った記憶がある。しかし、私は父母の努力と生来のオテンバな気性で、後遺症が強く残ったまま平気で幼稚園に通い、小学校生活に慣れてゆくにしたがって努君の家から足が遠のいていった。特に母も私をしいて連れていこうとしなかったこともあり、私の記憶から消えかかっていた頃だった。

目覚めた私は天井を見つめた。〝何だろう…〟

二日後、クラブを終えて帰った私に母が言った。

「努君が昨夜、亡くなったんだって。今夜お通夜で、明日お葬式だそうだけど…行くかね?」

背中が氷りつくのがわかった。

「いい…」

「そうだね。学校もあるしね…」

母の目は真っ赤だった。私は夢のことを母に話すことができなかった。

「…あんたが入院していた部屋で、残ったのは利子だけになっちゃった…」とうに夕食の時間になっていた。母のつぶやくような声は私にとって初めての話だった。

努君の顔がハッキリと浮かんだ。十六歳の顔だった。

「何人部屋だったの？」

「四人部屋で、二人はその病室で死んだから、そのあとにも入院してきた子もいたけど。四人が長かったからね」

「どうして、私だけが残ったんだろう？　努君の方がずっと頭がよくて、いい子なのに…」

「あなたが一番、病気が軽かったからね…」

「どうして私が一番、軽かったのかな？　どうして私が残って他の子は死ぬことに決まったの…？」

「…運命かな？」

「運命って、そうやって全部決まっているの？　そんなの不公平じゃない…。いい子の方が死ぬなんて、そんなのおかしいよ…」

胸が張り裂けそうだった。自分の部屋に逃げ込んだ。

努君はずっと私の来るのを待っていたにちがいない。何日も、何年も。私は友だちができ、勉強にもクラブにも生徒会にも、自分の目の前に広がってゆくことに夢中になっていた。だから、努君のことは忘れていた…。なんて冷たい人間なんだろう、私は。いろんなことを努君に教わったのに。私が訪ねていれば、いっしょに勉強ができたかもしれなかったのに…。自分のことばかりに夢中になって…。私はベッドの中で泣き寝入りをしていた。

どれくらい眠ったのか、私はセーラー服のままベッドにいた。暗い中で努君が言った。

「これで僕、生まれて初めて親孝行ができた…」

私はこの時から自分の〝命の使い方〟を意識するようになっていた。自分の喜び、自分の満足のためだけに学ぶことは無意味に思われるようになっていた。私より、はるかに能力もあったにちがいない人が死に、私が残っているという後ろめたさ…。それを、世の中のために、弱い人、辛い人、悲しんでいる人のために、私は同じ部屋にいた他の三人の子の分も、働こう…という想いに換えるまでには、かなりの時間が必要だった。

こうして、私が生きていることでほんの少しでも世の中の役に立つ仕事をして、人を幸せにしたい…と思い続けていた私は、妊娠によって狭い母子関係に追いつめられたような気がしたのだ。

〝命って何だろう…〟

〝自分の命の使い方も定まらない私が、いったいこの子に何がしてあげられるのだろう…〟

〝あなたは何を求めて私のところに来るの？〟

つかみどころのない自分の人生に渫《さら》われそうな気がしていた。

毎日、ボンヤリと集合住宅の四階の窓から、下を行き交う人を眺めながら、私は命を宿したからこそ、孤独だった。家事をし、食事の用意をして出産を待つ…。私には何一つ創造の余地がない気がした。

〝私の人生って何なのだろう？〟

〝この子は、なぜ私のところに来るのだろう…。こんな私のところへ…〟

K氏とは何でも二人で話し合えた。溺愛ともつかぬほど私を大切にしてくれるK氏との生活の中でも、私の心はポッカリ穴が開いていた。

〝この子に何がしてあげられるのだろう…〟という声と〝私はもっと多くの人のために命を使いたい…〟という声がいつもクルクル回っていた。

つわりも始まり、梅雨入り前の晴れた夕方。私は二十九歳。夕焼けが窓から台所を赤く染めている。夕食の準備にまな板の前に立った私に、ふとお腹の中の子どもが語りかけた。

「僕は、あなたの吸う空気、飲む水、食べる食べ物、それがすべてで生まれてくる…」

語りかけられた気がした。

水…。空気、食べ物…？　どういうこと…？

肩から背筋へ電気が走った。水、空気、食べ物。


食べ物なんて考えてみたことがなかった。私は結婚するまでは芝居に打ち込んでいて、気がつくと朝昼抜き、メロンパンと牛乳で一日が過ぎても平気だった。用意されているから食べる。コーラもインスタント食品も外食も、何も気にしたことがなかった。自分で料理をしたこともないし、お腹が空いたら食べる物、それが食べ物だった。

〝食べ物って何のこと…？〟

思い当たった。独身時代、すでに子どものいる友人を訪ねた時、彼女はこう言った…。

「ねえ、生協が来たから、ちょっとこの子と遊んでいてくれる？　注文した物をもらってくるから…」

「生協って何？」

「添加物を使わないで作った安全な食べ物を、みんなで作ってみんなで買うグループよ。食品添加物は体によくないから、面倒でも組合員になって、班で買ってるの…」

〝添加物…ねえ？〟

当時の私にはまったく耳に止まらない言葉だった。

〝葉ちゃん（友人）の言っていた添加物って何だろう…。安全な食べ物ということは、安全じゃない食べ物があるのだろうか…？〟〝水、食べ物、空気…。食べ物…〟

私は車のキーをつかんで階段を駆け下りていた。四時四十分。まだ図書館が開いている時間だ。

「食品添加物のことが書いてある本はどこにありますか？」

これが、私と食べ物の出会いだった。現在十七歳の長男が初めて私に届けてくれたメッセージから、私は歩きはじめていた。

図書館で初めて立つコーナー。一回五冊まで。すべて「食品添加物…」と名のついた本を借りた。その日から、今日の私が始まった。一か月、二か月…私はそれまでのどんな時期より集中して勉強した。驚きと、発見と、未知の世界を探る不安と期待に、私の孤独は姿を消していた。

こんなすごい人たちがいた！

新しい命は、夫と私の〝遺伝子〟と〝ここに生まれてくるという宿命〟を背負って誕生しようとしている。夫と私の混沌とした人生の中に、親である私たち自身がいまだ才能を天に還すどころか社会に表現しきれてもいないもどかしさの中に、出現するのだ…。悶々としている私をよそに、我が子はどうやらかってに来るらしい。私が人生を整理しようが、取り乱そうが、彼は半年後には誕生する。

遺伝子や宿命についてはは観念しているにちがいない。確かに、もうそこは変えられない。しかし彼が生物であるかぎり、水、空気、食べ物と無縁には存在できない。我が子は、胎内で細胞分裂をくり返しながら、生命の進化の歴史を再体験している。

命の不思議を思った。どんなことがあっても生まれてこようとする強い意志をこの子に感じた。目に見えない命の流れを体の中に感じながら、当の私は我が子の生命環境を左右する〝食べ物〟について、まったく新しい世界を発見しつつあった。

時は昭和五十八年。私にとっては新しい世界も、すでに二十年以上前から全国で（いえ、欧米各国でも）安全な食べ物を求める運動や消費者運動がなされていたのだ。発癌性が明らかな食品添加物が、政治的な判断で使用禁止にならず、公然と食べ物の加工に用いられ人々の口に入っている現実に私は驚愕した。

なぜ、国民の健康を守るために働くべき人が、疑わしいものを弁護して利益を優先させてしまうのか。

細胞を変異させる化学物質がなぜ、人体に影響がないと言えるのか。添加物がない時代から、人間はずっといのちをつないできたのに、細胞を傷つけるものはいのちの鎖を切ってしまうのに、なぜ〝安全〟と言えるのか。

国の基準に絶句した。そんな添加物を使う生産者は心が苦しくないのだろうか？　働くことを通して人を幸せにする…それが〝仕事〟だと信じてきた私には、世の中に起こっていることが信じられなかった。〝何を考えて生きているの？〟そんな人がいることに腹が立った。けれど図書館にある本を片っぱしから読むうちに、それ以上にたくさんの感動に出会っていった。食品添加物に代表される食べ物の変容に警告を発し、危険性を訴え続けている科学者や研究者がいること。また、それに耳を傾けた多くの消費者が自分たちの望む食べ物を手に入れるためにした、様々な活動があったこと。そして現在もなお、そうした人たちが生産者と共に守り伝えている食べ物や活動が、全国至る所にあったのだ。

私が自分の人生のみを獲得しようと狭い狭い社会の中だけで学んでいる間――二十年あまりの間に、先輩の女性たちは〝食べ物〟に目覚め、自分や家族という利己的な枠を越えて、社会の目指すべき方向を必死に仲間と模索していたのだ。

今まで気づかなかったこの時間を一気に駆け昇った私は、いく度となく泣いた。一つ出会うたびに感動で胸がいっぱいになった。…すごい人たちがいる…。名もないその一人一人の歩みに、はたして私もつながれるのだろうか…。

学ぶということは、先人の知識を後追いして詰め込むことではなく、自分の疑問を何らかの方法で解決するための手段なのだ。未熟な私はそんな当たり前のことを（きっと学び舎では同様の話をいく度となく聞かされていたにちがいないが…）現実に、人々の体験や存在を通して初めて、自分に引き寄せることができたのだ。

これから、一から始まるのだ。私は何十年分の〝食〟の歴史、科学を貪るように読んだ。劇物が食品添加物に指定されている冗談のような事実。化学物質名をメモし、ノートを作り、自分で整理しながら資料を作った。数学的な整理の仕方、科学的な推論を組み立てるセンスを磨いてきた自分の歴史を肯定できたのも嬉しかった。でも、大学の研究者はどうして生命への安全性を追試する研究をしないのだろう。こんなに毎年、博士号を取る研究がなされているのに…。夫にいく度となく言った。

「私、研究室と実験室が欲しい。そうしたら…」

そんなことを語りながら、私は独学で集めた資料を小さなメモにした。〈買わない食品添加物リスト〉。こうして私の買い物が変わった。

〝学んだことを生活の中で実行できて初めて知恵になる〟

自分に言い聞かせ、自分を励ました。

新生活を始めて間もない私は新しい友人と出会うキッカケもなく、一人ぼっちだったけれど、知り得たこと、感じたことを遠くにいる友人二十一人に、自分通信『エプロン通信』にまとめ、送りはじめた。

胎児がくれたメッセージは、いのちの視点で生きる扉を開き、食べ物について学びはじめると、何も知らない自分に出会い、現実の不条理を直視することになった。

恩師・望月継治氏との出会い

食べて寝てなんとなく時間をつぶす人生や、贅沢な物を買い込むこと、名誉やお金には生来、何の魅力も感じられない私だったけれど、〝暮らすとは何か〟については何も知らなかった。世の中を創っているのは愛情や誠意ばかりではないらしい。科学や学問に敬意をはらっているようで、実は内容を理解している人は少なく、多くの人は他人まかせにして事が運んでいる…。みんな不安じゃないのかなあ？

生活者として、必要なことをもっと学びたい…。私は独学では飽き足らず、消費者という言葉に魅《ひ》かれて「市の消費者モニター」に応募し、市の呼びかける消費者グループにも参加し、〝生活〟と〝社会〟をつなぐ方法を探しはじめてもいた。

そうした私の変化は、何でもよく話をする（夫も私も根っからのおしゃべりだ…）生活の中で、夫もなんとなく了解してくれていたと思う。たぶん、私の発行する『エプロン通信』も読むとはなく読み、私が何を見、何を考えているのか、感じてくれていたのだろう。二人と半人分の食卓は日々変わってゆき、買い物も二人でする習慣の私たちは、玄米食を始めたいという私に夫が圧力鍋を選び、我が家風玄米食の試み的食卓も軌道にのっていった。

幸せだったのは、二人が共に洋風の食生活で育った世代ではないことと、医師である夫が職業柄、脂肪やカロリー過多の食生活によって日本人にも成人病やある種の癌が急増することをすでに知っていたことだ。私があれこれ言う前に、食生活の重要性は夫の方が先に了解していた。玄米食を始めて二、三か月で、夫は自然に余分な脂肪を三、四キロ落として、心なしか若返ったようだった。

そんな頃、夫の学会に同行して上京した。今日浜松に帰る、という夕刻。東京なら安全な食材もいろいろあるだろうと、池袋の西武百貨店の地下を回っていた私たちは二人同時に立ち止まった。

「穀物の命を生かしたパン」。何軒かのパン屋さんが並ぶ一角に、その看板が浮き上がって見えた。

「買って帰ろう」夫が言った。「持てるから、たくさん買っていいよ。パンなら冷凍もできるし…」

棚には一つ一つのパンに丁寧な説明が示されていた。「シュタインメッツ製粉、小麦の九六パーセントを利用したパン」。説明を読み、パンを選んでゆくうちに、私はもどかしくなって店を見回した。

「買うのは、これくらいでいいよね。パンのことをもっと知りたいから、ちょっと聞いてきていい？」

夫はトレイを持ったまま、頷いた。夕方の店内は人で混み合っている。私はお店の中で一番年上の男性を探した。

「あの、穀物の命を生かすってどういうことですか？　このパンのことをもっと詳しく知りたいんですけど、何か資料はありますか？」

必ず資料があると確信していた。こんなパン屋さんを見たことがなかった。買う人に知ってもらいたいと願っているパン屋さんであることは一目でわかった。

「ああ…。この本、どうぞ」

小さな本を差し出された。資料というにはしっかりとして厚い冊子だった。

「ありがとうございます。代金はパンといっしょでいいですか？」トレイに山盛りのパンを持っている夫に目を向けた。

「いいえ、差し上げますから、読んでください。読んでくださる人に差し上げているんです」

誠実そうな目をした男性は微笑んでそう言った。レンガ色の小さな、でもずっしりした本だった。

『パン屋のおやじは考える』神田精養軒、望月継治著。無性に嬉しかった。何が書いてあるのだろう…。

帰りの新幹線に飛び乗った私たちは、混み合う車中に並んで席を取ることができず、妊婦の私を座らせた夫は通路でもらったばかりの本を開いたらしい。疲れていた私は座るとすぐ眠ってしまい、夫に起こされて夜半の浜松に降り立った。

「本、読んでしまったよ。…すごい人がいる…すごい人だよ」夫はそれだけを言った。

翌朝、出勤する夫は

「あの本、早く読みなよ」

珍しいことだった。夫に促され開いた本に、私は釘付けになった。見開きの短い文章がいくつものテーマで語られていく。一ページ、一ページに驚き、共感し体が震えた。夫の感動が痛いほどわかった。吐息がもれた。

私が独学で学んだ栄養や食生活、食べ物の汚染についてすべてが網羅されている。そして著者は、子どもたちの未来に願いをかけて、自ら目指す理想のパンを創り、「日本の食卓」を提案していた。八十五からなるそのエッセイのいずれもが著者の愛情と想いに満ちていた。

私はあるページを読み進むうちに、声をあげて泣き出した。〝私はこの子に何がしてあげられるのだろうか?〟来る日も来る日もくり返した問いの答えがそこに在ったからだ。

No.26 食卓とガソリンスタンド

家庭の食卓はカロリーを注入するガソリンスタンドではなく、すぐれて教育的な場なのです。その家庭の食卓の延長線上に学校給食がくる。そこには栄養物ないし嗜好物を誰かがお膳立てをし、それを子供たちがかき込む場ではなく、子供たちが、それが何処（生産の場ないし伝統）から生まれたかが理解できる情報として呈示され、「食べる人」が自ら選択し、組み合わせ、自ら味を創り出し得る、喜びのある場でなければならない。

氾濫する情報と物の中で、真実のものを見出す感受性と、それを組み合わせ展開してゆく能力を身につけた、自らを確立した「食べる人」が、飼育されることに抵抗して、初めて食卓は安全で健康的で楽しいものになる。そこが出発点となって、提供される物の生産の場も安全で健康的なものでなくてはならぬという国民運動が生まれ、日本を安全で健康的な、真に独立国にふさわしい国にすることができるのだと思います。

No.60 人生の本舞台は常に将来に在り

まみずの味を知らされないように育てられる赤ちゃん。「神田精養軒通信」八十三番で「菓子屋よ！　自らの罪を自覚せよ」と同業者に訴えたと同じ訴えを世のお母さん達にしたい。「通信」二十番「お腹の中から育児が始まる」でふれたように、脳細胞間の回路は

> 二才までに完成する。それを決定的に支配するものは食べ物。お母さん達、あなた方の体は胎児にとっては環境なのです。環境が汚染すれば胎児は病みます。だからあなた自身の食べ方を正しくして下さい。そして子供達に基準となるべき物の味を伝え、彼等に選択する能力をつけさせて下さい。「人生の本舞台は常に将来に在り」（尾崎咢堂）。だからその時に生きる人のために私達も生きましょう。お母さん達！　あなた方は物（料理）をつくるおさんどんではなく、人間の命を第一に考える場（食卓）を創る最も先駆的創造的な仕事をしているのだということを忘れないで下さい。
>
> （望月継治著『パン屋のおやじは考える』神田精養軒より）

長男がくれた「水、空気、食べ物」というメッセージと、「あなたの体は胎児にとって環境なのです」という望月さんの言葉がぴったりと重なった。何度も何度もくり返して読み、読みながら体中が熱くなり、何かが満ちてくるのがわかった。母親とは、いのちを第一に考える場を創る最も先駆的創造的な仕事をするものなのだ…。創造する、未来を創造するという意味が心の中にしみてゆく。私は喜びで震えながら泣いていた。

三か月間、問い続けた答えを手にしたのだった。

はじめの一歩――〈浜松パンクラブ〉の誕生

のになる」

「真実のものを見い出す感受性とそれを組み合わせて展開してゆく能力を身につけた、自らを確立した『食べる人』が、飼育されることに抵抗して初めて、食卓は安全で健康で楽しいものになる」

それはすでに私が実感していることだった。けれどさらにこう示された。

「そこが出発点となって、生産の場も安全で健康的なものでなくてはならぬという国民運動が生まれ、日本を安全で健康的な、真に独立国にふさわしい国にすることができる」

家庭の食卓が出発点となって、国全体が望む姿になってゆく…。私にとって思ってもみたことのない考えだった。しかし、すべてが納得できた。

望月さんの本を手にして「未来に向かって今日を生きる」ということを知った喜びを、私はその日の午後、便箋七枚に一気に綴った。自分が創り出す未来がハッキリ認識できた喜びは、どう感謝しても、どう表現しても言い尽くせない気がした。

問いの答えを得られた喜びを書き記した手紙を投函したその翌々日、電話のベルが鳴った。

昼、十一時。

「ああ、馬場さんですか？　望月です。お手紙、ありがとう…」

やさしいお声だった。祖父の声に似ていた。

「エッ、本当ですか？　お話できるなんて夢のようです…」

初めての電話にもかかわらず、望月さんは私の書いた手紙の内容に一つ一つ触れ、「…という馬場さんのその想いが、物を作る人に伝わり、そこも変えてゆくんだよ…」とか「今、あなたのお腹の中にいるその子こそ、僕たちの夢を実現してくれる未来そのものなんだ。その未来を創るのが、あなたなんだよ」と、二十分も三十分も話をしてくださった。

必死に受話器を握り、生涯一度の講義を聞くように緊張して望月さんの言葉をメモした。

「じゃあ、とにかく、いっしょにがんばりましょう。僕も馬場さんのような若いお母さんに心が伝わって、本当に嬉しい。世の中の人はどっちを向いているのか、なかなか伝わらないもどかしさで、勇気をなくしそうになる時もあるけど、今日は僕にとっていい日になりました。ありがとう。なんでもまた、手紙をください。僕にできることならなんでも力になりますから…」

私は雲の上を歩いているような気がした。

電話を終えた直後、昼食をとるため夫が帰宅してきた。

「今、望月さんが電話をくださったのよ」

「えっ本当に？　何を話したの？　望月さんが何だって？」

夫が電話の内容を知りたがるのも無理はなかった。ちょっとやそっとで人を褒めたり感動したりしない夫が、本を読んで以来、完全に望月さんに傾倒していた。

「すごいじゃないか。望月さんに喜んでもらえたなんて…」

「私、あなたのことも書いたのよ。夫の方が感激してるって…。二人で同じ気持ちで出発できるのは望月さんのおかげだって書いたの…」

本当に幸運だった。もし私が先に望月さんの本を読んで、私から感動の押し売りをしたところで、プライドの高い夫が、たやすく、同じ想いになったとは考えられなかった。

こうして夫と二人、自分の職業（仕事）を通していのちを第一に考え、未来のために強い意志と哲学を持つ人と巡り会うことができた幸せを心から感謝した。

〝神様、ありがとうございます。私も暮らしの中で望月さんの想いを自分のものとして生きられるよう努力します…〟

電話のお礼と共に、そんな気持ちを手紙に書いて送ると、再び望月さんから電話があった。手紙の中に何気なく「望月さんの哲学を心の糧にして、自分の暮らしを創造します。でも浜松では望月さんが作ってくださるパンは食べられないので、いのちの糧になるものを、こちらで心を込めて探します」と書いたことに対して、

「馬場さん、こっちからパンを送ってあげるから、必要なだけ、いつでも会社に言ってきなさい。わかるようにしておくから」と言われる。

「待ってください。シュタインメッツのパンが食べられたらどんなにいいか知れませんが、

私のためだけに送ってもらうなんて、そんなことできません。一週間だけ待ってください。少しまとまって送ってもらえるよう、考えてみます。そしてまたご連絡します…」

望月さんは「無理をしなくとも一軒分でも送ることはできるから、気にしなくていい」と言ってくださったが、私はこんな素晴らしいパンを自分だけ食べるなんて申し訳ない気がした。きっとこの無添加で、栄養価も高く、作る人の哲学が形となったパンのことを知れば、近所の人でいっしょに食べてくれる人がいるにちがいない、と思った。

私は『エプロン通信』に穀物の命を生かしたパン――シュタインメッツ製粉の小麦で作ったパン――の話をまとめた。そして、親しい友人もいなかったけれど、生協の班で集まっている人々のところに下りていって、思いきって声をかけた。

「あの、こういうパンを、神田精養軒の社長さんから、ここに送ってもいいと言ってもらっているんです。もしよかったら週一回、私のところに来るようにしますからいっしょに食べてくださいませんか？　あまり少ないと悪いから、何人かの人といっしょにまとまったら嬉しいので、よかったらこの通信…読んでみてください。私の部屋番号と電話もここに書いてありますので、よろしく」

その日から三日もたたないうちに八人の人が連絡してきてくれた。住まいが医大設立と同時に併設された官舎であったため、東京や千葉など首都圏から移転してきた世帯が多かったことと、私より年長者の女性は消費者として意識の高い人が多かったのだ。「うちもずっと神田精養軒のパンを食べてきたので、こちらでも食べられるなんて、嬉しいわ…」と、言ってくださる人もいた。

共同購入がどんなものか、何をすればいいのかもわからないまま、私は週一回届くパンを分ける仲間を募ったのだった。その様子を報告すると望月さんは、

「馬場さん、あなたはたいした人だ。あなたには場ができたんだよ。一人でもよかったのに、あなたがそうして作った場、そこから始まるんだ…。いろんなことがね。創り出してゆくんだよ。名前があった方がいいね。〈浜松パンクラブ〉にしよう。その名で注文してくれれば全部わかるようにしておくから…。いつでも、何でも言ってきなさい…。みんなの力で変えてゆくんだから…」と、にわか作りのグループに名を付けてくださった。

ところが夫はあまりいい顔をしなかった。

「別に人を誘わなくても、自分のところで必要な分を送ってくださると言われたんだから、お金がいくらかかっても、それでいいじゃないか」

確かにそれでいいのかもしれない。

でも、私の望みはそんなことではなかった。こんなに素晴らしいパンがあるなら、少しでも多くの人に食べてもらいたかった。同じ食べるなら、感謝して食べられるものがあることを皆に知ってもらいたかった。

どこのお店に行っても、食品添加物や農薬が使われたものが平然と並び、「見ばえがよく、

一円でも安ければ消費者はそれで満足する」と思っている生産者が作った食べ物があふれているなかで、心を込めて食べ物を作っている生産者（会社）があることを知ってほしかったのだ。だから私は一人ではなく、わかってもらえる人といっしょに食べたかったのだ。

こうして、私の一歩は望月さんとの出会いによって、望月さんの心を私も生きたい…と願うことから始まっていた。〈浜松パンクラブ〉の誕生。その場は、望月さんの著書を手にしてわずか三か月で思いが具体化したのだった。

いのちの糧は当たり前に作られたもの

「食卓は創造の場」
「未来に向けて今日を生きる」
「いのちを第一に考える、自ら自立した人」

一九八二年、私は雑記帳にこう記した。望月さんから教えられ、感銘を受けたこの視点は、その後、現在に至るまで私の人生の課題となっている。

〈パンクラブ〉を続けながら、この課題を解く暮らしを意識しはじめた私には、信じられないような出来事や出会いが、不思議なほどたくさん起こるようになった。日常の小さな一コマ一コマの経験が、自分自身の願いを明らかにする試金石になっていることが実に多い。そんな小さな驚きの一番最初の一コマを、今でもハッキリと覚えている。

〈パンクラブ〉が始まって一年足らずの時だった。

同じ棟に住む〈パンクラブ〉の一人（彼女は長男と同年齢の男の子の母親で、私よりずっと若く、ひかえめな人だった）が、パンの届く日、少し早く我が家に来た時に何気なく尋ねた。

「これぐらいパンを売ると、どのくらいのお金になるのですか？」

言われた意味がすぐにはわからなかった。〈パンクラブ〉を始める時には、流れを説明してあった。——送料は神田精養軒が負担してくれて、定価で入り、月末に購入額を振り込む、ただそれだけだった。

スタートのメンバーの一人（私の憧れの人。知的で物静かだけれど、心配りが美しい年長者。教授夫人でもあった）は、

「それじゃあ、注文の連絡や代金の振り込み料をみんなで負担した方がいいわね…」と申し出てくださった。

「でも、そうすると手元にお金が残ったり、電話代だっていくらかなんてわからないし、管理がめんどうになったら私が続かないと思うんです。そのお金は、我が家一軒で食べる時にもかかるお金ですから、もし了解してもらえるなら、余分なことはしないで、いっしょに食べることだけをしてください。私は一人でも多くの人とこのパンを食べたいだけですから…」

そんな立ち話から、そのまま続いていたのだ。

「定価で分けてもらっているので、誰のところにもお金は入らないのよ。ごめんね、ちゃんと説明しなくて…」

「いえ…。お金も儲からないのに、こんなにたいへんなことをしているんですか?」(この十八年間、何回も同じような質問や陰口、噂に出合った)

私は長男を昼寝させたあと、一人になって思った。

〝あの人はどんなパンか知らないのかもしれない…。でも、なぜこのパンを食べるのか、理由もわからないのにグループに加わることがあるのだろうか? 人が動くのはお金のためだけだと思っている人が、穀物の命をいただく、ということがわかるものだろうか?〟

自問するのは幼い頃からの私の癖だ。理解できない人に出会うと、疑問を整理して頭の中に置いてみる。なぜ、そんなふうに考えるのか。なぜ、そんな言葉になるのか。…たいていの場合は、よくわからない。明らかになるのは、発想の違いだけだ。

翌日、私はその人に通信を持参した。

「これ、〈パンクラブ〉を始める前に、パンのことを、読んでもらいたくてみなさんに配ったものだけど、よかったら…どうぞ。それから、これ。私が、神田精養軒のパンを食べたいと思うきっかけになった本だけど、食べ物のこともとてもわかりやすく書いてあるから、おもしろいと思うの。よかったら…」望月さんの本も手渡した。

この顚末を夫に日常話の一つとして話すと、

「だから言ったじゃないか。みんなが同じように理解できるわけじゃないし、わかろうとしない人間だっているんだから。人の分までお節介を焼くのはいいけれど、そんなことで世の中が変わると思うのは、浅はかな考えだよ」と言われてしまった。

「なにもこれで世の中が変わるとは思っていないよ。ただ、こんな素敵なパンなら、みんなで食べたいだけ。他のパンがどんなに無情なパンか知らない人も、いいものが手に入れば、そんなパンを食べなくて済むんだから…。それにさ、私に今できることは、これくらいしかないんだもの…」

そう言いながら、だんだん声が小さくなってゆく私。

後日、パンの日に貸した本を持ってきた彼女は言った。

「いろいろ書いてあったけど、うちはだいたいご飯で、私と××ちゃん（その人は我が子を××ちゃんと呼んでいる）がちょっと食べるだけだから…。二歳までに脳ができあがるって書いてあったでしょ。ご飯を食べていれば、栄養もパンよりいいって言われているけど、あれは本当ですか？」

〝エーッ。何て言ったらいいの？〟少し言葉を探した。〝この本を読んで、パンとご飯の栄養の比較になってしまうの？〟

「私、栄養の専門家じゃないから、比較して良し悪しは言えないけど、探したらきっとそういうことが書いてある本が図書館にあると思うよ。自分で調べてみるのが一番わかりやすいものね。また、そのことで何かわかったら、私にも教えてね」本筋からはずれた問いに答えている自分にドッと疲れた。

お金、我が子…。今、この人の関心あることはそれだけなのだろうか？　まあ、いいか。いつか人は変化する。成長したり変化しない人はいないからね…。

こんなことを重ねながら過ごす間、望月さんは月に一回くらい、ふらっとお電話をくださった。

「やあ、馬場さん、望月です…」で始まるお話。その時やっておられる仕事のことや、関心事を望月さんが夢中で話してくださるのを楽しみに聞いた。そして私もほんの少し、近況や望月さんのお話の感想を話した。

ちょうど××ちゃんのママのことがあったあと、いただいたお電話で私はこう聞いたことがある。

「どうして神田精養軒のパンには〝無添加パン〟と表示しないのですか？　そうしたら普通の人も他のパンと違うことがわかりやすいと思うのですけど…」

「それはね、僕たちの作るパンは健康食品であってはならないと思っているから、僕たちのパンの作り方が普通であって当たり前のことだから、安全とか無添加なんて書かないし、他のパンより高くてもいけないと思っている。いのちの糧は、当たり前に作られていないといけないと思うからね…」

胸が熱くなった。〝そうなんだ。それが当たり前のことだから、ことさら安全、安全なんて言わなくていいんだ〟

私は日記にこう記している。

「我が家の朝の食卓は望月さんの哲学を食べることから始まる。作ってくださった方の想い、愛情が感じられるからこそ、私たちは自然に感謝して食べることができる。そうすると、パンは栄養素以上のものになり、生きる糧、エネルギーが私たちを包んでくれる。体の中に届く栄養だけでなく、パンを見ただけで私たちは望月さんの愛を体験し幸せな気持ちになる。食べ物は、作る人、食べる人の想いを強く反映する。愛情なく作られた物から、愛を受け取るほど私はまだ成長していないから、私は愛あるものを選びたい。私たちは望月さんの哲学を食べ、日々支えられ、成長している…」

この日記の「私たち」とは、夫、私、そして私を目覚めさせてくれた長男を指している。この時はまだ、パンを分かち合う仲間はいても、生き方や人生の愛に共感したり、支え合う仲間を持っていない私だった。けれど望月さんから、数えきれないほどの思い出や感動を与えてもらったからこそ、食べ物に抱いた不安や失望を夢に換えていく日々を重ねられたのだと思う。

農薬が空から降ってくる…

こんなふうに手探りでいのちの糧、家庭の食卓を整えながら、無農薬の野菜を購入するグループにも入れてもらい、それでも〝生活って何…？〟と一人言みたいにつぶやきながら暮らしていた。

妊娠六か月の時だった。市の広報を見ると、三方原《みかたはら》防風林の松喰い虫防除の農薬空中散布の日時が予告されている…。

〝空から農薬？　どうして？　町の中に（といっても私の住んでいた所は市の北部、郊外の畑作地帯ではあった）どうして農薬を撒くの？〟

私は市役所に電話をした。

「広報を見たのですけど、どうして人がたくさん住んでいるところに農薬を空から撒くのですか？」

「松喰い虫の駆除は法律でそう決められているんです」

「でも、まわりに農薬が飛び散ってしまいますよね。どうして一本一本、地上から畑でやるようにしないのですか？　それなら少しは広がりが少ないのではないでしょうか？」

「朝早くにやりますし、人体には影響のない農薬で安全性も確認されてますから、心配しなくても大丈夫です」

「人体に影響がないといわれても、松についた虫が死ぬ農薬なのに、どうして人に影響がないと言えるのですか？」

「もし、心配なら、その日は窓を閉めていたらどうですか？　半日もすれば空気中の農薬は心配なくなりますから」

「ハァ？…はい…わかりました。農薬を撒くことが法律で決まっているなんて知らなかったので…。市が決めたことではないのなら、止めてもらうことはできないですものね…ありがとうございました」

私は防風林の虫たちがバタバタと死んでいくのを感じた。〝きっと、お腹の中に子どもを宿している母虫もいるんだろうなあ…〟〝エーン。私は人間でよかった、なんて言えないよ…〟

帰宅した夫に話した。

「まったく、人間はバカなことばっかりしている。なんでも簡単に薬を使えばいいと思っている…。都合のいいことばかり考えて、そんなに簡単に虫だけ殺せるなんてことはないのに…」

夫が腹を立ててくれたおかげで、私は心が静まった。

「役所の人も考えてないんだよね。法律に決められたことしかしない人は、農薬のことなんて知ろうともしないのかもね。さみしいよね。人が幸せになる方法を考えるんじゃなくて、決められたことをやるだけなんて、つまんなくないのかなあ…」

働く人の姿にため息が出た。

ふと、幼い頃のことを思い出した。母の実家に滞在した五歳の私。亡くなった祖母が笑ってよく語った私のエピソード。

「利子はね、アリを踏むのが怖くて外にも出られなかった子だから…。畔道を歩くとアリを踏んで殺しちゃうかもしれない…どこを歩いたらいいかわからないと言って泣きべそをかいていた…」

よく覚えている。紫陽花《あじさい》の植え込みを列になって歩いていくアリを見ていると、地面の穴の中にどんどん入っていく。軟らかな土を指でさわると穴は続いているらしい。アリの列をずっと先までたどっていくと、畔道を巣に向かって歩いてくる。私の足元にもアリがいた。

〝もしかしたら、アリを踏んでしまったのではないか?〟

私は飛び上がって、四、五メートル先の祖母の家に、二、三歩宙を切るように走り込んだ。

〝アリを踏み殺してしまったかもしれない…〟

私はそんな子だった。

農薬が空から降ってくる…。

なぜ、そんなことをしなければならないのか？　まわりの人は怖くないのだろうか？　安全とは何を示して安全というのだろう…。

　空中散布が実施されるという日。私は部屋の中に一人、お腹の中に命をかかえながら、窓を締め切り、洗濯物も干さずに過ごした。

　窓の下では車が走り、隣人たちが広場で子どもを遊ばせている。いつもとまったく変わらない暮らしが続いている。曇天ながら太陽は頭上にきている。空中散布が行なわれてから四半日が過ぎようとしていた…。私は時計を見上げ、一日の長さにため息をついた。心をそらそうとしても、松林の中に落ちてゆく虫たちが浮かんでくる。

　本当にこれでいいのだろうか？　誰に侘びたらいいのか、私はお腹の中の子に侘びた。〝ごめんね。…ごめんね。空気を汚して…ごめんね〟

　長い一日、私はレコードを聴いた。レコードにノイズが録音されている「チゴイネルワイゼン」と「G線上のアリア」が私を遠くに連れ出してくれた。遠くに行かなければ、私は窒息して潰れそうだった。

　祖母の家の裏山にある神社の御神木。真っすぐに伸びた木の根元は二抱えもある。湿った木の香り。赤い緒の藁ぞうりを履いた小さな私が座り込んで石を積み上げている…。林の中に「G線上のアリア」が流れても、幼い私は顔を上げようとはしなかった…。

空から農薬が降るという現実を、私はこうして逃避して過ごすしか術を知らなかったのだ。

「先に気づいた人がやらなきゃね」

翌年、長男が誕生した。誕生と同時に深い眠りに落ちようとしている私の胸に、助産婦さんが長男を運んでくれた。

「はい、男の子ですよ…」

彼は私を見下ろし、とても静かにそこに居た。何人か新生児を見たことがあったが、彼はなぜか成熟していた。

〝ああ、赤ちゃんじゃないんだなあ…〟

彼を宿した時から、すべてが始まった私。彼はそれを共にしてきたのだ…。

彼が我が家の一員になってやっと生活のリズムもできた頃、再び、広報に松喰い虫防除のお知らせが載った。

〝どうしたらいいのだろう…〟〝イヤだ…〟

私は長男をだっこして、同じ棟のMさんに聞きに行った。Mさんにも長男と同じ年齢の女の子がいたので、小さな遊び場に行くと会うことができる。

「松喰い虫防除の農薬空中散布…なんだかおかしい気がするんですけど…」

Mさんは会った時から心の許せる人だった。私より少し年上で三人の子のお母さん。素顔に少女みたいなおかっぱがとても知的に見えた。Mさんは〈パンクラブ〉の会員でもあり、「長男が喘息だから時々入院になったりする…」と食べ物や生活環境に配慮していることもあって、わからないことがあると何でも尋ねられた。

「そのことは下の棟で勉強会をしたり、活動している人たちがいるのよ。今ね、中止を求める署名をしているから、興味があったら聞いてみたら。彼女たちも喜ぶわよ」

「そうなんですか？　私、農薬のことは何もわからないけど、虫が死ぬ薬なのに人に影響がないなんて、信じられないのです。それに、どうして虫を殺さなきゃいけないのかわからない…。松は虫の住むところなら、虫がその松を枯らすなんてこと…あるのでしょうか？」

「松が枯れるのは虫が枯らすのじゃなくて、密生して木の力が弱ったり、排ガスとかね、木の力が弱っている所に虫がつくから枯れるって、大阪の植村先生も言われているの。植村先生に来てもらったり、専門家の人を呼んで、下の自治会室で勉強会をしてきたのよ…」

「同じ医大の人たちなのですか？」

同じ所に住んでいる人たちが私と同じ疑問を持って勉強会をしたり、中止の署名をしたりしている…。嬉しい…。暗天に日が射したような気がした。

「私も署名のことを知りたいので、また教えてください」

何日もしない日、ドアチャイムが鳴り、二人の女性が立っていた。

「空散の署名をしてくださるって、Mさんに聞いてきたのですけど…」

二人共、素顔だった。色白のふくよかな女性は、ゆっくりと落ち着いた声色。長身で細身の女性は少し高い可愛い声だった。

私は部屋に招き入れるのも忘れて、喰い入るように話を聞き、二人の顔を見つめた。

「あの…私、すごく嬉しいのです。私もおかしいと思って、市役所に電話したんです。でも、法律で決まっていて安全だと言われて…。でも、そうは思えなくて。どうしたらいいかわからないから、一人で窓を閉めて家にいたんです。…あの、安全だと言われて、どうしてお二人はあきらめなかったんですか？」

「安全じゃないし、不必要なことだって言われていることなのよ。私たちが最初に運動を始めたわけじゃないの。全国のいろんな町で空散反対の市民活動をしている人たちがいるのよ。うちの子たちは、ここより下の学校に通っているから通学路にも関係ないけど、あの防風林は初生《はつおい》小学校や幼稚園の子どもたちが通る道に重なってるから、その子たちにとっても危険なことは、放っておけないでしょ…」

彼女たちは、通学路に当たる小学校や幼稚園の先生やＰＴＡ役員のところにも飛散調査の結果を持って（彼女たちは農薬が撒かれたあと地点を決め、農薬がどこまで届いているか、大阪大学の研究者の手を借りて独自の調査をしていた）、いっしょに市に働きかけてほしい、と頼みに行ったが、まったく協力は得られなかったことも話してくれた。

「なぜなんでしょう？　プールの水にもそんな高い濃度で農薬が飛んでくるのに、それを知っても平気なのはどうしてなんですか？」

「このあたりは畑や茶畑もあるし、農薬を使うのは当たり前だと思っているのかもしれないわね。農薬は人間には安全だと思っていたのでしょうね…」

「グループで活動している人たちはたくさんいらっしゃるのですか？」

二人は顔を見合わせて一瞬、言葉を探した様子だった。

「初めはたくさんの人が勉強会に参加していたんだけど、市の担当の人が来て安全だという説明をしたら、みんなそう思ったみたい。そう思った方が楽だからね…」

ずっと横で聞いていた長身の女性が一言、こう言った。

「でもね、安全じゃないことは、自分で調べればすぐわかることなのよ。考えたくない人はたくさんいるだろうけど、先に気がついた人がやらなきゃね…」

なぜか鮮やかに心に響いた。

「ありがとうございます。署名を始めてくださって…」そう言うのが精一杯だった。

「先に気づいた人がやらなきゃね…」

重い、でも、行動した人にしか言えない言葉だった。署名は浜松市民でなくてもいいと聞いて、私は郷里にいる友人たちに手紙を書いた。『エプロン通信』を送っている友人も含め、環境問題に関心を持っているであろう三十名近い人に送った署名のお願いの手紙は、十七名が署名を添えて返信してくれた。その中には長良川の河口堰建設反対の運動を始めた同級生や、職場で何枚も署名を集めてくれた先輩もあった。十名×二十一枚、二百十名の署名…。私が生まれて初めて集めた署名だった。

この署名を二人に渡した私は、関心はあっても、眠る時間の長い我が子の育児にかまけて、傍観者のまま〈三方原空中散布を考える会〉を見つめていた。

みんな何を考えて暮らしているのかなあ

私たちが当時住んでいたのは、一棟二十世帯、十四棟の官舎が建つ小さなコミュニティ。医大開設と共に全国から学生の教育に当たる職員（医師）や病院運営に関わる職員が一気に集まってできた町。私が二人の女性（TさんとWさん）に出会ったのは、医大開設から五、六年たった頃。〈三方原空中散布を考える会〉（通称〈空散を考える会〉）が形になってきた時らしかったが、私は一度も勉強会やグループの集まりに出たことがなかったので、その官舎では「空散」には関係のない人に属していた。そのためか、子どもを遊ばせながら、あるいは生協の共同購入などの立ち話の中に、彼女たちの噂話を聞くことがあった。

「あの人たちは学生運動かなんかしていた人で、昔からああやって何でも反対しているんですって…。世の中のことに文句を言いたい人ってよくいるわよね」

「市の人が説明に来て、安全だとわかってほとんどの人が、会をやめたんですって。それまでは自治会室で勉強会をしていたから、イヤでもつき合いで出ていた人もいたらしいのよ。こういう所でやられたら、官舎の人はみんな過激派かと思われちゃうのもイヤだわ」

「どこの畑でも農薬なんか使っているのだから、危険だったら農家の人が一番先におかしくなっているはずだものね…」

「主人がね、農薬は安全性が証明されたものだけが許可されているって。そういう法律があるって言ってたわ。そうじゃなきゃ、怖いものネ…」

一言、一言、話に加わっている人が同意してゆく言葉を私は黙って聞いていた。そして反芻した。

彼女たちは何にでも反対する人だから反対しているのだろうか？

いいえ、違う。私と同じように農薬は生命を絶やすものだから安易に使わないでほしい、と言っているのだ…。

市が安全と言えば安全なのか？

畑で使われているから農薬は安全なのか？

法律で決まっているから安全の証明になっているのか？

話されている内容に同意していないのに、うまく説明できない自分がもどかしかった。私は図書館に行って資料になる本を探した。まだ絵本を読んであげるのには早い息子をだっこして書棚の間をうろうろしても、司書さんに尋ねても、適当な本が見つからない。安全とか危険の判断を、どうしても専門家が証明しなければいけないのだろうか。そんなの自分の心に聞けばわかることじゃないの？　なぜ虫を殺さなければいけないのか。殺さなくてもいい方法を考えるのが人間の知恵なんじゃないの？

農薬の危険性を証明してくれる本を探しながら、自分のしていることの無意味さに苛立った。私の考えは少女じみた理想論、絵空事なのはわかっていた。世の中の人にわかってもらうには、科学的に証明しなければ納得してもらえないことも承知していた。もどかしさ、自分の非力さ。どうしたら人はわかろうとするのだろうか？

そんなある日、別の棟に住んでいるという女性に声をかけられた。〈パンクラブ〉の日で二、四人がパンを取りに集まっている時だった。

「いろんな方が集まっていらっしゃるんですってね。今度集まる日に私もおじゃましていいかしら。ちょっとしたご案内をさせてもらおうかと思って…」

〈パンクラブ〉のメンバーもその人を知っている人がいるらしく、会釈している。主婦にしては営業用の口調が不自然に聞こえた。セールスレディのような装いも、小さな子を連れて集まっている私たちとは違って見えた。

その時、車が止まり運転してきたTさんが降りるのが目に入った。Mさんのところに行くのだろう…別の階段を昇って姿が消えた。私がTさんを目で追っていることに気づいたその人は、突然調子を変えてこう言った。

「あんなことして、毎日毎日お子さんを放ったらかしにして出歩いているから、子どもが変になっているみたいね。同じクラスの子のお母さんに聞いたんだけど、躾もできてないから、近所でも迷惑かけているらしいわよ。よそのガラスを割っても平気で逃げていって、謝りにも来ないって…」

妙に丁寧な「お子さん」という言葉が耳についた。言葉にトゲがあった…。この場にどうしてそんな話が出てくるのか、居合わせた人も互いを盗み見ている…。

「あんなことって、どういうことですか?」

私は無視するかわりに尋ねた。意識して、静かに問いかけた。

「ご存知ないの? 彼女たち空散に反対して、あっちこっち飛びまわっているのよ。こちらの棟には勧誘がなかったかもしれないけど、下では一時期、大変だったのよ。東京まで調べものに行くとか、勉強会をしたり、才女なのよね、きっと。ご主人が許してらっしゃるんでしょうけど、家のこと放ったらかしにして、家の中はメチャメチャらしいわよ…」

なぜ勝ちほこったように、そんなことを言うのだろう…。

「メチャメチャになっているって、どういうことがメチャメチャなんですか?」

私が興味本位で聞いたと思ったのだろう。得意そうに言った。

「だって、子どもが帰る時にも、夜も家にいないで放ったらかしなのよ。食事だって、おやつだって子どもには大切だものネ」

その人は私よりかなり年上に見えた。どこのどういう人かも知らなかった。むろんTさんの家の状態も私にはわからなかった。でも「先に気づいた人がやらなきゃね」と言ったTさんからは、子どもや家を放ったらかしにしている姿は想像できなかった。たとえ、今は〈空散を考える会〉の活動が忙しくて外に出ていることが多いとしても、人がこんなふうに言うのは許せない気がした。つかえていた何かを飲み込んで声に出した。

「でも…。でも、あの人たちは自分たちのためにそうしているんじゃなくて、私たちみんなのために動いてくださっているんじゃないでしょうか。私は農薬は恐ろしいと思っても何もできないし、何をしたらいいかもわからないんです。何もできない私たちのために、私たちのかわりに反対してくださっていると思ってます。…安全だと思っている人も知らないだけで、虫たちと同じように体は傷ついている…」
突然、まわりの人があふれた涙で揺らいで消えた。最後まで言葉にならなかった。まわりから自分一人が浮き上がっている。泣き出してしまった私に、波が引くように人が帰っていった。息子をだっこしたまま、パンの箱のかたわらに立って私は自分に言った。「私がTさんと親しかったら、Tさんが子どもの帰りに間に合わないようなら『私のところに帰ってきて、遊んでいって…』と言うだろう。忙しくて食事が作れないのなら、二軒分作って『食べて…』と言うだろう。ガラスを割ってしまったら、いっしょに謝りに行きながら『おばちゃんも昔やったけど、今になれば元気な子の勲章みたいなものよ。いい思い出になるって…』そんなふうにTさんの子にも関わりながら育ち合いたい。…だって、Tさんたちは私の分もそうしていてくれるのだから…。私は、私にできることをして協力したい…」
〃みんな何を考えて暮らしているのかなあ…〃
切なかった…。うつむいた顔から涙が落ちて、コンクリートの上に十円玉のシミができ…。

「どうしたの？ 一人？」

MさんとTさんが立っていた。顔を上げた私の涙に、二人は気づいたにちがいなかった。

「元気ないじゃない？ 育児ノイローゼって感じでもないみたいだけど、初めての子の時は不安定になるのよね。Tさんがちょうどパンを取りに来てくれたから、いっしょに来たのよ」

「署名の時はありがとう。おかげでたくさん集まったのよ。お礼も言わなくて、ごめんなさいね」

Tさんの笑顔が優しかった。Mさんも微笑んでいる。

「あの…。空散のことで何かお手伝いできること、ありませんか？　この子がいて、あまり自由に動けないですけれど、何かあったら言ってください…」

唐突な申し出だったかもしれない。涙といっしょにいろいろなものが流れだしていた。そんな私の言葉に対して、一週間後に市役所で話し合いがあるからいっしょに行かないか、と言われた。

「この子も連れていっていいのですか？」

「もちろん。貴女のように若いお母さんも関心を持っていることを知ってもらえるし、いつも同じメンバーで行くより、ずっと意味があると思うよ。車で迎えに来てもいいし…。どう？」

仕立てのいいワンピースを着ているTさん。そのワンピースはシャツカラーで前スカートに三本プリーツ。四、五年前から私が着ている服によく似ている…自分にとっても近い人に感じられた。

「私にできることなら…私でよければ行きます」

十円玉の涙が乾く前に、私はまた一歩、自分で決めて踏み出していた。

市役所での話し合いからもらったもの

市役所に話し合いに行く。むろん私はついて行くだけだけれど、これも生まれて三十年目にして初めての経験だった。

Tさん、Wさんの他に、知らない男性二人と女性一人、私と長男の計七人。市役所のエレベーターはずいぶん上に昇った。私は物珍しさもあって、まるでカメラを回してドキュメンタリー番組を作る時のように、すべてを観察した。これも幼い頃からの癖。私の記憶は映像のようにプリントされ、ト書きの感想をつぶやく。

目的のフロアーに入ると、そこにいる職員の意識が私たちに向けられているのが感じられる。机上の作業を続けながら関心のない素振りを装う人、横目で追う人、電話の対応をしながらジーッと点検するように見ている人…。あまり歓迎されていないのがわかる。

〝私たちが何をしに来たのか知っているから、こんな雰囲気なのかしら…?〟

「こんにちは…」

私は目が合った三十代の男性職員に挨拶をした。彼は私のだっこしている長男に目を止めたのだ。きっとあの人にもこれくらいのお子さんがいるのだろう、困ったような「こんにちは」が返ってきた。いっしょに来たメガネの男性が私を振り返ってニッコリ笑った。人なつっこそ

うな丸い顔。〃私より若いのかな？　まあ、同じくらいかな？〃

私は慣れない空気を自分に引き寄せようと、無意識に「こんにちは」を使っていた。――私の「こんにちは」は自信の一品。独身時代、劇団に所属していた頃、演出に来ていたF氏（すでに有名な演出家だった…）に褒められたことがある。「君の〃こんにちは〃はいいね」私は劇団では最年少で、F氏にお声をかけてもらえる位置にはいなかったので嬉しかった。それ以来、自分の〃こんにちは〃が特別なものに思えた。しかし、今回はあまり効果があったとは思えない。それほど役所の空気は固かった。

案内されたのは、スチールの長机一本と椅子があるだけの部屋。応接室や会議室には見えない。花瓶一つ、テーブルクロス一枚なく、七人が座ると椅子が足りなくなり、若い職員が三脚補充したところへ中年の男性が三人、ノートを抱えて入ってきた。薄紺の揃いの制服。三人とも同じ人のように見える。でもよく見ると、三人の年齢には幅があった。三十代前半、四十代、…四十代後半。

Wさんが口火を切った。

「いつもどうも…」

その一言をきっかけに、Wさんが質問や意見を求めて話を進めた。

「お渡しした飛散調査の資料は読んでいただけましたか」「あの結果をご覧になっても、安全だと言われるのでしょうか…」「そう言われますけど、安全性を証明する資料は一度も示していただいてませんよね。国が決めたことだから安全ということにはならない…と申し上げているのです…」

資料も情報も知識も、Wさんに比べれば三人の職員はほとんど何も知らないように見えた。Wさんと議論すれば何一つ反論できないためか、担当者は「決められたことだから実施している」「国の基準通りやっているのだから、安全だとしか言いようがない…安全だという了解のもとに資料も国から示されている…」をくり返すばかり。三人のうちの年長者と見える人が答えるだけで、あとの二人はずっと黙っている。おもしろいことに、Wさんの話を聞いても、うなずいたり首をかしげるなどの反応をまったくしないのだ。同様に、同僚の説明にも反応しない…。〝体だけここにいて耳を閉じることができるんだなあ…〟と感心して二人を見ていると、Wさんが二人に水を向けた。

「課長さんの説明は同じことのくり返しで、よくわかりましたけど、お二人はどう思われますか?」

部屋にいた人全員の視線が二人に向けられた。

「……」

「……」

若い職員が課長と呼ばれた人を上目づかいで見た。三人は胸に名札を付けていたが、私は近視のため、メガネをかけないと名札の字が読めない。〝メガネを出そうかな…〟と思ったその時、突然、部屋に入る前に私を振り返って笑いかけたメガネの男性がドン！と机をたたき、中腰になって身を乗り出した。

「あのね、あんたたち、ずっと黙っているけど、自分の仕事を何だと思っているの？ 市民の安全を守れないような仕事に疑問を感じないわけないでしょ。決められたことをやっていればいいなら、子どもでもできるじゃないの。僕たちの調査を見てそれでも安全だって言えるんですか。あんたにも子どもがいるんでしょうに…」

「……」

「自分の意見も言えないの？ 国がどう言っても自分の頭で考えたらわかることでしょう」

大きな声だった。長男がびっくりして泣き出しそうになった。私は長男がむずがったことより「話し合い」と呼べないこの空気に、消え入ってしまいたかった。狭い部屋では息が詰まりそうだった。息子が出してくれた助け舟に乗って部屋を出ようとした時、いっしょに来たもう一人の男性が柔らかな声で言った。

「まあ、そう言っても、公務員が個人的な意見を市民に言えるものでもないから…。課の中でこのことは検討してもらっているのでしょうか。初めから検討の余地がないと否定するより、駆除の方法は空中散布以外にいくらでもあるのだから、よほど合理的だと思うのですが…」

部屋の外に出ても、話し合いの内容は聞こえた。思いすごしだろうか、フロアーの職員の目がいっそう冷たく、非難するように私に向けられているのを感じた。居心地が悪かった。〝これは話し合いじゃなかったのだろうか？　敵対しに来たのじゃないのに…〟

私は郷里の市役所で働く同級生や先輩のことを思った。

――高校の同級生Oさん。彼女はいつも学年トップの成績でいっしょに生徒会の執行部をやった仲間。地味な努力家で有名国立大学に進学し、卒業すると研究室に残らず市役所に就職した。「私は想像力がないから、決められたことをしっかりやる役所向きだと思ったの。それに一生働くなら女性でも不利な職場じゃないし…」彼女とは互いの結婚までよく会って話をした。「お役所仕事」の愚痴もよく聞かされた。そんな時、私はよく言った。「今は私たち、まだヒヨッ子だもの。私たちの時代がきたら、こんな変なことをなくせるように、力をつけて、おかしいと思ったことを忘れないようにがんばってね…。時が私たちを育ててくれるわよ…ね」

――大学の演劇研究会の先輩Gさん。「芝居を続けたいから僕は公務員になるよ。なるべく五時に終わって好きなことをしたいからね」と市役所に入った。彼の思いは少しはずれて、就職と同時に土木課に配属され、定時退所はかなわなかったようだけれど、今でも地元の劇団でがんばっている。「××はいいヤツだぞ」「××とはどうなっているんだ…」と、大きな体を丸めて、遅れて研究生になった私を気づかってくれた…やさしい先輩だ。

――劇団の先輩Sさん。二枚目でシャイで…。彼も地元の劇団で芝居をするために帰省し、県庁に就職した。おっちょこちょいの彼は何を思ったのか、まだ学生の私にプロポーズをした。「いやだ。冗談ばかり言うんだもの…」と大笑いをしてしまった。「やっぱり公務員じゃダメだろうな。僕は長男だし…」私はびっくりして、何度も何度も謝った…。この一件はSさんと私の間で再び話題になることはなかったけれど、今でもいい電話友だちでいる。

——司法試験をあきらめて帰省した同級生のA君も、いまや貫禄ある市職員。「順調に出世したい」らしい。地域のリーダーである彼に生徒会長の面影が重なって見える…。

皆、私の大切な友だち。彼らと共にした時間が、今も私の体の中を流れている。彼らが今この部屋の向こう側に座っていたら、何を言うのだろう。不得意な分野に転属した友人からは「仕方ないよな。公務員はプロフェッショナルにはなれないようにできているんだから。ほかに生きがいを持ってなきゃ、恐ろしくバカな公務員になっちゃうよ…」そんな不満も聞いていた。

たまたまこの課に来たために怒鳴られて、素直に相手の言うことを聞けるものだろうか? もしかしたら、この人たちも農薬なんか散布したくないのではないかしら?

私は農薬の空中散布は止めてもらいたかったけれど、事を決めた当事者（国、それもいのちの循環を心に描けないごく少数の人が、対処療法として決めたにちがいない…）の責任を、地方の窓口にいる人に向かって責めるのは、なんだか心が痛んだ。でも、誰が決めたことでも、疑問を持った者が話し合いをし、修正していかなければ、問題は解決しない。第一、私たちの税金で農薬を撒くなんていやだ…。空から農薬が降ってくるなんてベトナム戦争じゃあるまいし…。

息子を抱いたまま、退室しても行くところもなく、壁の掲示物を見るふりをして時間をかせいでも、かい間見た現実をどう開いていったらよいのか、私には何の知恵も浮かばなかった。音をたてないように部屋に戻ると、小さくなって椅子に腰かけた。

「今日初めて来てくださった馬場さん、感想でも意見でもどうですか？」

話し合いが終わろうとしていたのだろう、座るとすぐにWさんから聞かれた。一瞬息が止まった。八人の関心が「初めての私」に向けられているのがわかる。私は吸い込める限界まで息を吸って、流れ出してくる言葉を待った。

「松が枯れるのは松喰い虫がつくほど木が弱っているからだと聞きました。あの防風林は誰もその中に入れないくらい、下草や雑草が密生していて、安全面でも問題だと思います。農薬を空から撒いて松喰い虫が駆除できるなら林全体の虫が死んでしまう気がします。そんな方法ではなくて、市が率先して、林を手入れして松を元気にする方法を提案してくだされば、下草刈りや枝はらいなど、市民も私たちも、みんなで力を合わせてできると思うのですが、どうでしょうか。皆さんにもお子さんがおられると思います。子どもたちの環境を守るためにも浜松独自の誇れる方法を検討していただきたいです」

私の意見を最後に、その日の話し合いは終わった。

「これだけ資料を揃えても、安全だから、決まりだからの一点張り。自分で検討してみようともしない…」

帰りの車の中では、まったく変わらない市の対応の話題が続いた。何回も農薬の毒性を提示して中止を申し入れたこと、環境保全型の物理的な松喰い虫防除法についても、調べ、提案してきたという。それでもなぜ、同じ弁明をくり返せるのか不思議だった。

「役所のメンツだよ。市民に言われて見直しするなんて恥だと思っているんだよ…」

温和な男性が言った（その時私は知らなかったが、彼も公務員だったのだ）。

「役所にメンツってあるんですか？　市民のために仕事をするのが役目なのだから、誰の提案だってよい方法ならいいわけでしょ。役所なんてもともと誰も責任をとりようがない市民の代行者にすぎないのだし、二、三年もすれば彼らはその課にいない人たちじゃないですか」と私。

「だから、その二、三年を波風立てないで過ごせばいいと思っているヤツラばかりなんじゃないの？」メガネの男性が言った。

〝エーッ。二、三年しかいられないなら、せめて自分のいる間に気づいたことを整理しながら、次に手渡す時にはもう少し円滑に、理想に少しでも近いシステムにするのが働くってことじゃないの？〟

私の友人や先輩も、波風を立てないで適当に決められたことをやっていればいい…と思っているのだろうか？　そんなふうには考えにくかった。

〝民主主義は、こんな現実のどこに実現しているのだろう…〟

私は小学校時代、民主主義の教育に希望を持つ若い教師たちに、社会の創り方を教えられた。戦後十数年たった頃だ。一人一人の意見を出し合い、互いの意見を聞き、話し合って最良の方法を皆で決め、決めたことを実現するために皆が役割を持って社会を創っていく素晴らしい社会システムとして、その方法を教わった。学級会も、児童会も、生徒会もその練習の場だった。自分で考え、その考えを述べ、他の意見を聞き、自分の考えの足りないところは修正し、自分の考えよりよい意見には同意を表わし、物事を決める。その基本を、私たちは学んできたはずだ。私はその方法がとても好きだった。一生懸命考え、また一生懸命人の話を聞いた。自分の小さな考えだけでなく、いろいろな人の考え方がわかって自分が広がってゆく気がした。

どんな話し合いも、職場であっても、家庭であってもそうして進んでいる、進んでゆくのではないのか？

しかし今日の話し合いは何か変だ。話し合いにならない。国が決めたことには修正意見も言えないのだろうか？

最後まで、市担当者の個人の考えが聞けなかったもどかしさ。法律で決まっていることだから…。「安全」だと言われている濃度で使用しているから…。彼らは本当に安全だと思っていないことは感じられた。

しかし、私は前に座った三人の職員に（〝自分には何の力もない〟と思い込んでいる人に）詰め寄って、非難の言葉を投げつけるのは好まなかった。

いったい私にできることは何なのだろう…。

どんな方法で伝えたら調和した同意が得られるのだろう…。

薬物を使っていのちを根断やしにしてしまうかもしれない方法でも、目的のためなら仕方がないと思っている人に、どうしたら〝いのちはすべてつながっている〟と思ってもらえるのだろう…。

話し合いに連れていってもらった私は、腕の中にいる長男の重さより、もっと重い課題を抱えて帰ってきたのだった。

2
私の母乳を
測定してください

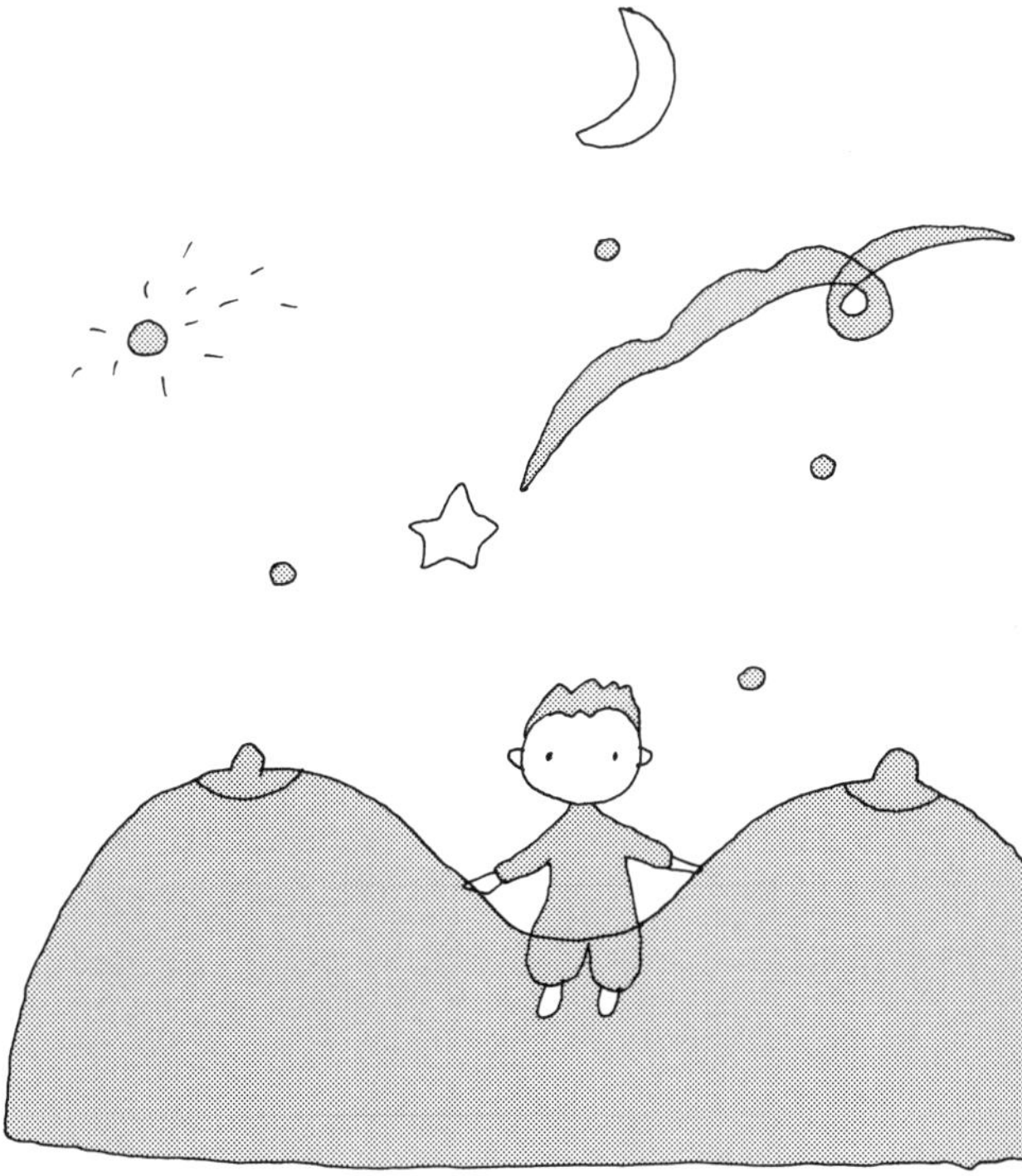

ドイツの母親たちは知っていた

結婚して新たな命と向き合う中で、数々の疑問に直面し、戸惑いの連続だった私が、決定的に「未来」と「環境」を意識するようになったのは、〈三方原《みかたはら》空中散布を考える会〉に同行し、市役所での話し合いに参加した数か月後のことだった。

行政との話し合いの経験は、私の中に言いようのない違和感を残した。組織の中で長く働いた経験のない私にとって、自分の仕事を通して理想の社会に近づくよう努力しない人がいる驚きは大きかった。〝そんなことで幸せなのかな、そういう人は何によって心が満たされるのだろう…〟食べ物の生産者に感じた疑問とまったく同じ違和感だった。

人は何によって幸せを感ずるのだろう。自分がいることで人が快くなり、社会が調和してゆく…その時感じる満ち足りた平安…。それなくして、人は何を幸せと感ずるのだろう…。相変わらず、そんな疑問を持ったまま悶々としているところに、一通の封書が届いた。

高校時代の同級生、彼女は国際線のスチュワーデスをしている。彼女からの封書の便りは初めてだった。

開封すると、わら半紙のような紙に外国文字の印刷物が入っていた。航空社名入りの小さなメモ用紙には、

「元気? もしかしたら興味あるかと思って…H」の走り書き。

彼女らしい一便だ。印刷物を見るとドイツ語。第二外国語に独語を学んだのに、ただ単位を取るだけの外国語は記憶のかなたに消えて、手も足も出ない。私は英語だっておぼつかない。こんな時、ありがたいのが他人の頭脳。B5判四ページ、見出しも写真もあるので、内容的にはそんなに多くない。独語が得意と自慢していた友人に助けを求めた。

一週間ほどして要約が届いた。発行者は「子どもたちの命を守る母親の会」。なんだかいかめしく、古くさい会の名だ。ドイツの市民グループの機関誌に記された内容は、一つ目は彼女らの子どもたちが通う保育園の土のダイオキシン汚染。この値では、汚染除去のため土の入れ替えが必要だという。二つ目は、焼却場から排出されるダイオキシンの値。ゴミを燃やす処理方法では明らかに環境負荷を起こすと述べている。三つ目は、子どもたちに与えている母乳のダイオキシン汚染値、三四・五ピコグラム(pg)。最後にこう結んであった。

「この母乳のダイオキシン汚染値から考えると、今一時母乳を飲ませるのをやめた方がいいかもしれない…」

私は驚いた。母乳にダイオキシンが入っているから飲ませない方がいい、と言っている。私は長男の離乳食を始めてはいるものの、まだ日に三、四回は母乳を与えていた。出産から八か月。母乳一〇〇パーセントで育てられたことにも満足している時だった。

なぜ、ドイツの母親たちは、母乳のダイオキシン汚染値を知っているのだろう…? じゃあ日本はいったいどうなのか？ ダイオキシンというのはベトナム戦争で米国が撒いた枯れ葉剤が分解してできるもの、くらいの知識しか私にはなかった。どうして母乳にダイオキシンが入っているのか…。

私は最初に保健所に電話をした。母子保健の担当者なら知っていると思ったからだ。

「日本の母乳のダイオキシン汚染値はどれくらいなのでしょうか？ ドイツでは母乳をやめた方がいいと言われているところもあるようですが、日本は大丈夫なのでしょうか？」

「保健所は母乳の安全性を検査するところではないので、汚染値といわれても把握していません。母乳の栄養的な指導を行なっているけれど、そういう測定はしていません」という答え。県民サービスセンター、県衛生試験場…と問い合わせるうちに、担当は厚生省だということがわかった。

ダイヤル番号案内に問い合わせをくり返し、やっと担当窓口に行き当たった。

「日本の母親の母乳のダイオキシン汚染値を知りたいのですが、教えていただけますか？」

「それは、公表されていません」

「エッ？ 担当の課はそちらですよね」

「ハイ、そうです」

「じゃあ、公表されていません、という言い方は変ですよね…」

「……」

「公表していない、ということですか？」

「そうです」

「公表していないということは、値はご存知だということですか？」

「それも含めて、国では安全基準がないので、数値を公表していないのです」

「でも、ドイツでは三四・五ピコグラムでは乳児に飲ませるには危険だと言っているのに、どうして日本では、そういうことが問題になっていないのでしょうか？」

「日本はまだドイツのように危険な状況にないということです。ドイツでも基準が決まってはいませんから、数値を判断するのは個人の問題だと思いますが…」

「ですから、私は安全基準を尋ねているのではなくて、具体的な測定結果を知りたいのです。教えてください」

「毒性について評価が明らかではないので、数値だけが一人歩きしてもいけないので、こちらでは何とも申し上げられません」

「じゃあ、私たち日本の母親は、どうやって安全性を知ればいいのですか？」

「日本では心配するようなことはありませんから…」

「でも、先ほど、安全基準がないと言われたのに、どうして今度は安全だとおっしゃれるのですか？　その数値だけでも教えていただけませんか？」

「値は公表していないので…」

「それじゃあ、私たち母親は、自分の置かれている状況をどうやって知ればいいのですか？心配ないとおっしゃるなら、その根拠になるデータをわかるように教えていただきたいのです。何が起こっているのか知らずに、安心するのは無理です。知りたくない人には伝えなくてもいいかもしれませんが、知って自分で考えたいと思う人には教える義務があると思うのですけど」

「こちらには特に公表の義務はありませんから、そう言われるならご自分で調べたらいいでしょう」

いったい誰のために仕事をしているのだろう。国民の健康を守るために、みんなの税金で雇っている人ではないか。歯がゆさに、苛立つ自分が情けなかった。

電話でくい下がったところで、何も変わらないことは明らかなのに…。静かに血が逆流した。

私の母乳のダイオキシンを測定してください

一九八五年、ドイツのお母さんたちは自分の母乳に起こっている変化を知り、ゴミを燃やすことはダイオキシンの汚染をいっそう深刻にする、とゴミ処理方法の転換を求めている。それに比べて日本では自分の母乳の汚染すらまったく知らずに過ごしている私たちがいた。

私は自分が母乳を飲ませているただ中であるだけに、単純にあきらめられなかった。なぜそんなに情報を隠すのだろう。数値が一人歩きするといっても、論拠なしに判断する人はいつだって烏合の衆だ。物事を解決しようとする人たちではない。そうした人たちの反応を恐れて、事実から問題解決の方法を探そうとする人々にも情報が伝えられないなら、いったい誰が社会を修正していけるというのか。

この二年あまり食べ物のこと、教育のこと、環境のこと…自分の中に湧いた疑問を自分の目で調べ、歴史をたどってきた私には、国の役人がそれを解決してくれる…とはもう思えなかった。

なんとか、自分の母乳のダイオキシンを測りたい。

大学に勤める知人、先輩など思いつく人に尋ねた。冷静に考えれば、環境問題を手がけている大学関係者をよく知っている〈三方原空中散布を考える会〉の人に紹介してもらえばよかったのだが、空中散布を止めてもらうために手いっぱい努力している彼女たちに、これ以上、余分な相談をするのは悪いと思った。郷里の母校の先輩や友人にも問い合わせ、やっと親しい先輩から、静岡大学に環境問題にずっと関わっている科学者（教授）がいるから相談にのってもらえると思うと紹介を得ることができた。ありがたかった。静大なら車で十五分だ。

乳児を乗せて、私一人で外出するなど考えてもみなかった私だったが（夫に言えば「そんな危険なことは許さない。何を考えているのだ…」と叱られるに決まっている）、時計を見た。

十一時。家事は終わっている。

紹介された教授に電話で面会を申し出ると、午後なら時間が取れるという。二時に訪問の約束をすると、私は心臓が張り裂けそうに鳴り出すのがわかった。

子どもが生まれて以来ずっと、夫は昼食には必ず帰宅する習慣になっていた。それは、子育てを私一人にまかせるのが不安で、やむをえず夫が考えだしたライフスタイルだったが、生後一か月から三か月頃までは、昼食に戻ると食事を済ませ、夫は長男を沐浴させ、一時になると再び職場に戻っていった。世間の目や男性社会のルールを配慮できる私であったら、そんな夫の協力は「出世の妨げになる」「女房のメンツが立たない」などの理由で断っていただろうが、〝私が強要したり頼んだわけでもないのだから、彼は子どもが可愛くて、好きでやっているのだろう…〟としか考えていなかった。まわりはすべて同じ職場の官舎という環境で、平然と我が家流に暮らしていたことを今考えると、二人共かなりマイペースの人間であったのは間違いなかった。

とにかく、夫は昼食には帰ってくる…。相談すれば夫のセリフは想像がついた。

「どうして子どもの昼寝の時間に約束なんかする必要があるの？　第一、子どもを乗せて運転するなんて非常識だよ。どうしても必要なら僕が乗せていくから…」車を隠すくらい平気でする人だ。

私はドキドキしながら、平静を装って、そのことには触れずに食事をした。黙っていることはウソをつくことではなかったけれど、初めての隠しごとに緊張しきっていた。もし「午後からはどうするの?」なんて聞かれたら、どうしよう? しかし、そんなことを問うはずもなかった。午後は必ず一時半には、長男に二冊、本の読み聞かせをして昼寝をさせ、その間私は『エプロン通信』の原稿を書いたり、自分の勉強をする時間に当てていた(毎日しっかり二時間以上、長男は実によく眠る子だったおかげで、子育て中の四年間、実に充実した勉学の時間を持てたのも幸せだった…)。だから、昼から私が外出するなどということは、皆無。あり得ないことだった。

私の緊張をよそに、夫はいつもと変わらず長男の昼食を手伝い、自分も気分転換を終えて一時には出かけていった。

「ねえ、お昼寝ができなくてごめんね。今日だけ母さんのご用につき合って…。おんもに行くよ」

長男はお腹もいっぱいになってご機嫌だ。お腹の中にいる時から、長男は私の話し相手だった。

「ねえ、おかしいよね。どうして世の中の人はそれで納得できるのかしら? 私には全然、理解できないの…」

「見て、木の葉が歌っているよ。冬になるんだね…」

胎児は私の友だちだった。散歩をしても、レコードを聞いても、歌を歌っても長男はいっしょに感じているのがわかった。今も、私の話をジーッと聞いている。きっとわかっているのだ。物事から気持ちをそらさず注視できる特性は驚くほど私に似ていた。

長男に了解を求めても、私はドキドキしている。

それでも、なんとしても、母乳を測定するきっかけが欲しかった。車を始動させるエンジンの音が信じられないくらい大きく響いた。車を動かすことにも、近所の目がある…。子どものオシメをいつ取るか、母乳を止めるにはどうしたらいいか、どこの幼稚園には何歳から入園できるか、○○さんのご主人は○○大学なんですって…。

私はそうしたものを振り切ってアクセルを踏んだ。

初めて訪れる静岡大学。門を入ると外来者をチェックする担当者に呼び止められた。どこの大学でもそうなのだろうか、十年足らずの間に大学も変わったのだと時代の流れを感じながら、訪問先を告げると丁寧な道案内があった。八か月の赤ん坊を連れて大学を訪れる人なんているのだろうか…。だっこひもに長男を入れて構内を歩きながら、自分の姿がおかしくもあった。

「ナリリ（理就《よしなり》）は、どこの大学で何を勉強するのかなあ。ここは静大だよ…」

研究室は、本と機械と資料が混合してあたりを占領している。さすが工学部、オモチャ箱をひっくり返したような中に、たずね人を見つけた。

どんなふうに説明したのか、こんな図々しい子連れ人間は初めての経験だからか、教授は楽しそうにニコニコ笑いながら、

「ホーッ…。なるほど…。ええ…、ソウ…、そうね」と、私の話に一つ一つ頷きながら聞いてくださった。

穏やかな瞳。男の人が年をとるって案外いいものだなと、話し終えてふとそんなことを思った。張り詰めていた気持ちが、一気に話してしまったことで緩んだのかもしれない。

「わかりました。つまり、自分の母乳のダイオキシンを測ってみたい、と言われるのですね」

「ハイ…」要領を得ない説明だったのだろう…。

「気持ちはよくわかりました。でもね、僕のところは専門外だから、ここで測定するのはまったく無理です。測定するには測る物質に見合った機械が必要ですからね」

私は顔面が紅潮するのがわかった。〝お会いしたい、お願いしたい…〟の一点で訪ねては来たものの、肝心の依頼内容についてこの教授が妥当な訪問相手なのか確かめもしないで押しかけてしまったのだ。

「すみません。お時間を作っていただいたのに、気持ちばかり先行してしまって…。申し訳ありませんでした」

小さな私の体がいっそう小さくなってゆく…。長男を抱き直して立ち上がろうとする私に、

「でも…私の先輩で、○○大学のH先生なら、器材もあるからたぶん測定可能なんじゃないかな? あなたは日本人の母乳データじゃなくて、自分の母乳を測りたいのだろうから、そこから取りかかるのが大事かもしれない…。僕からこの先生に、あなたが電話するかもしれない

と伝えておくから、二、三日したら連絡してみたらいいですよ」

教授は使い込んだ厚い住所録から、電話番号を書き示してくださった。

「日本でも問題になっていないわけじゃないですよ。専門家も一市民としていろんな情報を出しているから、データがないというのはあなたの思った通り、国の言い逃れにすぎない。また必要なことがあったら連絡してください。坊やがお昼寝の時間らしいから…」

長男は毎日の習慣で眠くなったのか、私がずっとだっこしたまま話をしている間に眠りはじめていた。私の体温と長男の体温が溶けて、胸の中で暖かな球体になっている。

「あの…いつもお昼寝をしている時間なんです。私の我ままで連れてきてしまったので、帰って寝かせてやります…」

子どものリズムをかってに乱したことの後ろめたさと申し訳なさに、私は息子を腕いっぱい抱き直すと、連絡先を教えてもらったお礼と、初対面の私に時間を作ってくださったことに感謝を述べ、早々に立ち上がった。

研究室のドアが閉まる音が、二つの世界をハッキリと隔てるのがわかった。

母親にならなければここを訪れることもなかっただろうが、自分の腕の中に確かな命を抱いていなければ、私はなんのためらいもなくここにとどまり、ダイオキシンの測定に向かって一直線に解決の道を駆け出していたにちがいない。できるものなら、自分の母乳を自分の手で測定してみたかった。化学薬品のシミがついた白衣、実験室のにおい。その中にいる自分をドアの向こうに置いて、私は腕の中の暖かな寝息を気にしながら、日常へと足を急がせた。今、私はこの子の命をあずかっているのだから…。

「いい子にしてくれて、ありがとうね。お家に帰ってもお昼寝できるといいね…」

熟睡しているのだろう、息子はだっこひもから出して車の中のクーハンに移しても、深い寝息をたてて眠り続けている。

息子は経験したことのない世界の空気に疲れたのか、帰宅しても、うっすら目を開けただけで再び夢の中に戻ってゆき、自分の布団の中で何事もなかったように、それから二時間昼寝を続けた。

たった一時間足らずの外出だったが、宇宙旅行から帰ったように、大学構内の大気と自室の居間の重力の差が体の中に残っていた。

ここにいるのは本当の私なのだろうか…。不思議の国のアリスのように、私は別世界に足を踏み入れ、再び〝生活の中〟に戻っても、体と心は不思議の国の鼓動を刻んでいる。ホッとしている自分と、すぐにでも母乳の測定ができるかどうか問い合わせをしたいとあせる自分がいた。早く二日が過ぎるといい…と思うと、息子の昼寝の二時間が恐ろしく長く感じられた。

〝バカみたい。私の一日は一日だけど、この子の一日は一週間にも一か月にも値するのに何をあせっているの？〟やっとそう思えるようになると、全身のドキドキも平静さを取りもどした。慌てちゃいけない…。私は普段より、のんびりと過ごすことに心を傾けた。

どうしても、と先を急ぐ想いに占領されれば、今、生活を味わうことによって、人生を設計する脳を養っている息子の生命時間をかき乱してしまうことは明らかだからだ。どこで読んだのかは忘れたけれど、人間は生まれてから十か月でサルから人間への成長を遂げる、と脳の研究者は言っている。

息子は生後八か月。伝い歩きをし、思うところには這ってゆき、手足を使って物を認識しようとする。手足の段階が終わると口の中にも入れる。手がガラスに触れると、冷たいと感じるからか、質量や硬度を探ろうとしているのか、座り込んで何回も何回も手のひらを広げガラスに触れている。カーテンが揺れる。風を感じたのであろう。目を閉じてカーテンを揺らす風の香りを探している。カーテンと遊ぶのは大好きだ。ここは息子のお気に入りの場所。

私を見ると呼びかける。自分の声に私がふり向くのがおもしろいのか何回も呼ぶ。「マー、ウー」「ハイ、バァー」「マーアー、ウー」「ハァイ、バァー」私は洗濯物を干し終わりたい。そうじゃないよ！　と言うように、息子の声はじれったそうに濁音が混った。「アヴァー、ヴァー、ウー」私は苦笑して手を休める。「ハアイ…」そばに寄ってしゃがみ込むと、息子はガラスの感触を私に教えようと、手のひらを広げてガラスにしたように私の頬をピシャピシャと叩いて伝える。「ナリリもどうぞ…」私も同じように息子の頬でピシャピシャ遊ぶと、「ウクックククク…」そう、そう…と言うように喜んで笑う。

私もこうして育ってきたにちがいない。どの子もこんなふうに愛らしく、自分とまわりすべてを楽しんで、美しいもの、快いもの、愛あるものを経験し、存在を知ってゆくのだ…。私は息子の一人遊びを眺めながら、いのちの不思議さ、誠実さ、美しさを感じていた。

ベビーカーで散歩をし、道端に枯れてゆくススキやヒメジオンの花を息子に手渡した。「秋の空だね。山はこれから紅葉だよ…」


そうしている間に、案外苦もなく二日が過ぎた。ところが、今日は電話をかける日だと思うと、家事もしどろもどろになっている。生協の班購入を知らせる車の拡声器の音に、反射的に息子を抱き上げると、驚いた息子は大声をあげて抵抗した。

「ああ、ごめん、ごめんね。びっくりしたね。生協が来たから、下に行こうね。智ちゃんも、アキちゃんもみんないるよ…」慌てて説明してなだめると、息子はすぐに理解した。生協に持ってゆくカゴを手で示して私を促した。

「ハイ、ハイ。今日の、母さん、ヘロヘロしてるね。まあこんな日もあるよね…」

息子の昼寝を待って、ようやくその時が来た。壁掛け式の電話の前に椅子と食卓机を移動させた。

何学部なのかもわからない。メモをもらった時は、それを尋ねる余裕もないほど上気していたのだ。

先にこの間のお礼と先方への連絡の確認をした方がよいのだろうか…。いや、いったん約束してくださったのだから、私はそれに従おう。連絡してくださっていなければ、それ以上はかってなお願いをする私の方が非常識なのだから、他の方法を探した方がよいということなんだろう…。

ダイヤルをした。

〝こんな超有名大学に電話するなんて、すごいなあ…〟

緊張しきっているクセに、私の中のお上りさんが一人で浮きうきしている。

「ハイ、○○教室です」

女性の声だ。そうか…偉くなると秘書さんがいるんだ。ご本人は学内の会議で不在だという。時計を見ると二時少し前。終わるのは四時半過ぎ…と聞いて、明日ならば何時に電話をしたらよいか尋ねた。

「明日の午後は特に予定が入っていませんから、おられると思いますよ」

よかった…。私の用は息子の昼寝の時間に処したかった。一日展開は遅れても、まだ可能性はある。待てばいいのだ。

私はやっと落ち着いて自分の机に向かった。食生活だけでなく、消費者の問題も学びたいと、通信で産業能率大学の消費生活講座を受講していた私は、家政学と経済学を含んだかなりの量のテキストもおもしろく、効率よく学べていた時だった。

子どもが起きている時は、その発達を楽しみ、食卓を整え、たいていのことは夫の協力があったから、一人で育児に悩むことは皆無だった。それどころか、夫は信じられないほど、子どもを大切に扱った。考え方も（潔癖症と言うと申し訳ないが）まるでやさしい母親のような愛情を注げる人だった。

「僕は子どもを産めないだけだな…。産んでくれたんだから、あとのことは何でもできると思うよ」という本人の言葉通り、家にいる時間はほとんど息子のそばを離れないでいてくれた。

夫と息子の様子に私は祖母の言葉を思い出していた。

「人には必ず一人、その子だけを思って見てくれる人が必要なんだよ。三つ子の魂と言ってね、その人から愛情といっしょに魂を注ぎ込まれるんだよ。そうじゃないと、愛情を知らないまま大きくなって、よほどのことがないと人の心を信じられない人間になってしまう。そんな人はさみしいんだろうね。利子は幸せだね。たくさん思ってくれる人がいて…」

この子には夫がいる…。私は心底安心することができた。愛情表現がどうであろうと、この人は息子を愛していてくれると思うと、自分が楯になって子どもを守る親鳥を演じなくてもよかった。

それに、私の自然流子育て（原始的本能による子育て）は、たいてい夫には気に入らなかった。はだしで砂場で遊ばせているのを見た夫は、まわりに近所の人や子どもがいるのもかまわず「どうして靴を脱がせて遊ばせるんだ。ケガでもしたらかわいそうじゃないか。それに砂場

なんて汚いだろう…」こんな感覚の違いがよくあった。〃この人の感覚っておもしろい。泥遊びをしたことがないんだろうな…〃

「いいじゃないの、ハダシで気持ちいいんだよ」

「そんなことを言ってるんじゃない。砂場にはガラスやいろんな物があって危いって言ってるんだよ」

「わかった。今度からは靴を脱がせないで遊ばせるわ…」

細かなことはどうでもよかった。子どもが靴の在り無しで心が曲がるとは思えなかった。しかし、心の固まった大人は自分の方法を無視されたり否定されれば、心は曲がってしまう…。私は子育ての正しい方法なんて知らないのだから、夫の方法でもよかった。

息子は天からのあずかりもの、何か由あって私たちのところに来てくれた子。責任者は夫。そう思うと子育てのあせりやたいへんさは存在しなかった。妊娠した時に感じた〃子どもを持てば子育てで自分というものがなくなってしまう〃という思いは、私の不安が創り上げた恐れにすぎなかった。「外に出て働くことじゃなくても、自分の好きなことをしたらいい…」という夫の言葉が少しずつ理解できるようになっていた。

翌日、息子の寝息を確かめてから再び、受話機を取った。

「あの、静岡大学の○○先生からご紹介いただいて、お電話させていただいています。お仕事中、申し訳ありません…。お時間、よろしいでしょうか?」

「ええ、お名前は連絡を受けていないらしく、声の表情が固い。

内容までは伝えられていないらしく、声の表情が固い。

「お願いは、私の母乳のダイオキシンを測定していただけないかということです」かいつまんで、ドイツからの情報で日本の現状を知りたいと思ったことを付け加えた。

「でも、私は食品が専門ではないから、母乳を測ったことなどありませんから。○○先生は私以外に測定している人を紹介してくれませんでしたか?」

「ええ、先生のお名前だけでした。あの、食品と土などを測定する機械は違うのでしょうか? 先生のところの設備では無理なのでしょうか」

電話は顔も見ないで事を済ませることができる。断る理由ばかりの返答であったが、なぜか直感的に温かい人だと思えた。私の気持ちを伝えれば了解してもらえる気がした。

「私は自分のデータを口外したり、何かに利用しようと思ってはいません。私が子どもに与えているものがどんな状態なのか、ドイツのお母さんたちは子どもの未来を自分たちの手で守ってゆこうとしているのに、何もわからないなんて、どうしたらいいか考えることもできないのはイヤなんです。ただ事実を知りたいだけなんです」

「だけど、仮に測定はしても、その数値をどう判断するか、自分のデータからあなたはそれを相対的に判断することはできないわけですよね。専門家でも判断は大きく分かれているのだから、安全性をコメントできる人はおそらくいないでしょう。もちろん、私もまったくコメントできないことですし、測定してどうなるんですか？」

「待ってください。お約束します。私は自分のデータを相対的に判断してほしいとは思っていませんし、判断しようとも思っていません。他と比べたり、基準に当てはめたいとも思っていません。測ってくださるだけでいいのです。測定してもらったことを人に伝えようとも思っていません。お名前も決して口外しません。私は一人の母親として自分の立っているところを知りたいだけなのです、どうか、お願いします、お金は私の貯金がありますから、お払いできると思います。おっしゃってください。どうか、信じてください」

電話の向こうのH氏の姿が見えたような気がした。

「…お金は必要ありません。研究器材をそんな目的で使えませんから…。わかりました。それでは測るだけ測ってみましょう。ただし、私はそれ以上何のお役にも立てないと思います」

私の強引さが、この高名な大学の地位ある男性を傷つけてしまったのだろうか？　怒っているというより、悲しそうな声に聞こえた。

「ハイ、すみません。決して先生にご迷惑をかけるようなことはしません。我ままを言って申し訳ありません。私…身動きが取れないのがイヤなんです。整理して考えることは人に頼らず、必ず自分の責任でします」

母乳は多少古くなっても測定には差し支えないこと、送る量は一リットルと言われた。なぜ一リットルも送付するように言われたのかはわからない。今になればそんなに必要ないことはわかるが、その時はどれだけの検体が必要か、何の知識もなかった。

ジュースのビンを洗浄し、薬局で搾乳器を買い、ほぼ一日かけて母乳を搾乳した。

この間、H先生との約束を守って夫にも口外せず、黙々と準備をした。割れないように荷を作り、当時はまだ一般の人が頻繁に宅急便を利用する時代ではなかったが、翌日に届くことに魅かれて、ベビーカーを押して二十分歩いて送り出した。

この二日間の生活をあまりよく覚えていない。静かすぎるほど人と離れていた。触れてはいけない物を、私だけが掘り出そうとしているような後ろめたさがあった。H先生の声も耳に残響としてあった。

なぜ、それをする必要があるのか…自分に問うことなく進んでいた。

ビンを送り出したあと、息子が必要とする以上に母乳を搾ったせいか、体が反応して乳をたくさん作り出すようになっていた。乳房は腫れて熱が出そうになっていた。

離乳食も日に四回、しっかり食べている息子は、習慣で母乳を飲みはしても、量的にはほとんど必要なくなっていた頃だった。

「お乳が張って痛い…」夫に訴えると、診察して熱があるのを見て、

「あまり飲まないなら断乳した方が楽かもしれない。歯もしっかりはえているし、こんなに張ったら辛いだろう。乳腺炎になる前に冷やして止めるかい?」と心配した。

私は母乳指導をしている助産婦さんから一年くらいはしっかり母乳を与えた方が子どもも安定すると聞いていたので、自分の身勝手な事情で息子に断乳を強いるのは申し訳ない…と狼狽した。

「ちょっと甘い物を食べすぎたせいかもしれない。だんだん母乳の出る量も減ってきていたのに、不摂生はだめだね。二、三日水分をひかえて様子を見てみる。離乳食はうまく進んでいるけど一歳のお誕生生まではあげたいし…」

二、三日、息子の昼寝の横で胸を冷やして私も眠った。昼寝の習慣のない私には珍しいことだったけれど、なぜかとても深く眠れた。

はたして測定してもらえるのだろうか…？　たった一本の電話だけで、他に何の確認もなかった。

「どれくらいで、結果が出るのでしょうか？」

「他の研究で機械を使うこともありますから、三週間くらいはみてください…」

時々、H先生との電話の会話を思い出した。この結果が来なかったとしても、私の生活に何の支障もないのだ。

息子は一日ごとに目ざましい発達を遂げていた。歩行器を友人からもらったその勢いで、息子を乗せてしまったのが悪かった。夫は子育てグッズが意外に好きらしい…。息子は歩行器にまたがれば、どこへでも這わずに速く移動できることを覚えた。歩行器で立つと手も自由になる。両足で移動することに慣れるとすぐ、つたい歩きを始め、テーブルについた自分の手を離そうと試みるようになっている。おもしろくてたまらない…という表情。自分の挑戦している新しい運動に夢中になっているのがわかる。立ち上がってバランスを取り、人間になろうとしている。運動量が多くなればなるほど、言葉もハッキリとし、昼寝の時間も確実に伸びていった。

私は〈パンクラブ〉、生協、〈大地の会〉の野菜の日と、週三回の共同購入を続けながら、三週間後を気にしていた。卓上カレンダーには宅急便を出した日から二十二日目にピンクの印を付けた。

〝何の確約でもないのよ…〟カレンダーを見るたび、自分をなだめた。やはり、二十二日が過ぎても何も訪れはしなかった。

ダイオキシンを入れたのは私

二十八日目。

その日は晩秋には珍しく雨が降ったので外に出ることもなく家の中で遊び、昼食の時間になった。お昼のニュースが始まり、夫が帰宅した。手に郵便物を持っている。

私宛のものは居間の机の上に置いて、息子を抱き上げ食卓についた。予感がした。机の上には三通の封書が見える。私宛には珍しい茶封筒がある。心臓が強く、速く鳴った。食卓を立ち、それを取り上げて開く勇気はなかった。

食事を終え、夫が息子と遊んでくれているうちに食器のかたづけも済ませた。机の上の封筒に手を伸ばすと、緊張で吐き気がした。

「どうした？」

「少し気持ちが悪いだけ…。大丈夫…」

「風邪が流行し出しているみたいだけど…。熱は？」

夫が額に手を当てた。

「熱はないね。いっしょに昼寝でもしたら？　あまり根を詰めないで、少しは休まないと…」

抱いていた息子を私に渡すと、そう言って出かけた。足がすくんだ。薄い茶封筒。初めての文字だ。差し出し人の名前もなかった。

> 以下について私がコメントすることはありませんが一応御報告します。
> 一一・四pg

たった三行の手紙だった。行間にも、紙面にも「関わりたくない」という想いだけがあった。署名も日付も大学名もなにもなかった…。一一・四pg、数字を見つめた。

〝こんな値があるのだろうか、pgというのは単位当たりの量なのか、何なの？〟〝一一・四pg、これは何？〟

喉が締めつけられて吐きそうになった。

〝どうして？〟

足がすくんでしゃがみ込んだ。

〝ベトナム戦争のことでしょ〟〝どうして日本で？〟

〝待って…、変よ〟〝違うよ…〟〝間違いだよね〟

「ウソだ～」声になった。

「おかしいよ。どうして？」

「そんなのズルイよ。どうして私が!?」

「なんでそうなるの？」「イヤだーッ」

声は止まらない。大きな声に驚いて息子が注視している。

息子は居間のテーブルを伝うと、早足に私の方に寄ってきた。真剣な目だ。

「よし君、おいで…」

座ったまま手招きした。〝落ち着こう〟〝落ち着かなければ、息子が不安がっている…〟息子を抱いた。奥歯がカチカチ鳴って自分が震えているのがわかった。息子は下から私の顔を見上げると、手を伸ばして私の唇に触れた。

私は何を思ったのだろう…。無意識にセーターをたくし上げると息子を抱き直して乳を与えはじめた。食事が終わったばかりで息子の関心は乳房にはなかったはずなのに、横抱きになった息子は上目づかいで私を見上げたまま、左乳首を口に含んだ。チュクチュクチュク…。三、四回遊び飲みの真似をした息子はプルンと乳首を離すと、私の目を真っ直ぐ見上げてニッコリと笑った。

〝大丈夫だよ、母さん…〟

息子の笑顔はやさしく、いたわるように無垢で静かだった。すべてのものを信じて息子はここにいる。

〝天使の笑顔だ。…それなのに私は…〟

息子の腹のあたりにポタポタッ…と大粒の涙が落ちるのが見えた。〝この子たちに何をしてしまったのだろう〟

「ウ、ウッ…」

息子を抱き締めた。

「よし君、よし君、ごめんね。私、何も知らなかった…。ごめんね。わざとじゃないのよ。

できるだけのことをしようと思ってきたんだけど、ごめんね」

息子にすがって泣いた。謝ることしかできなかった。

息子は一生懸命、私の目を見ようと、私の顔を覗き込んだり頬に触れたりしている。涙は止まらない。一人言をくり返して座り込んでいる私の膝から息子は離れようとした。私の腕の中から体を自由にすると、かたわらに立って肩に手を置いた。肩には息子の手の重さはなかった。もう片方の手で寝室を指差すと、歌うように、いつもの揺れる声で言った。「ネンネ…」

「そうだよね。もうお昼寝の時間だよね…ネンネしようね…ごめんね。ありがとう、よし君」

手の甲で涙を拭うと目のまわりがピリピリ痛かった。何分泣いていたのだろう。

「ネンネに行こう…。今日は何のご本がいい？」

息子は自分の本立てに伝って行った。

「どれかな？」

息子が手にしたのは、ノンタンの『おふろだいすき』の本。私はいつもと同じように、本を手に、片手に息子を抱いて添い寝をした。

「おふろだいすき、ノンタンあわプクプク、ププププー」

小さな息子の体が私の横にあった。スーッ、スッ、スーッ。耳にかすかに呼吸が聞こえた。

顔を向けると、すぐそこに息子の瞳がある…。

「プクプク、おもしろいね…」

もう暗唱できるくらい読んでいる。息子の顔にカーテンのレース模様がベールのようにプリントされている。

出来事が遠くに、小さくなってゆく。

〝ごめんね…。ごめんね…〟

ピクッと体が振れて、気づくと二、三十分、いっしょに眠ったようだった。顔が涙で突っ張っている。

深い呼吸をしている息子の横で、私は天井を見つめた。

あんなに無理をして、私は何を期待して母乳を測りたかったのだろう…。

それは明らかだった。私は「検出されません」という事実が欲しかったのだ。現実を認識することなく、自分の期待通りの答えを求めていたのだ。

〝ダイオキシンはベトナムの問題じゃなかったの?〟

私の知識は、新聞やテレビの報道で印象に残っている十年以上前のままだった。

「人類が創り出した最強の猛毒」「ベトちゃん、ドクちゃんの奇形」「ガラスビンの中にある奇形児や胎児の標本」

化学は得意だった。化学式も化学反応式もたいていのことは理解できた。そんな高校生だった。でも大学で化学を専攻しなければダイオキシンの化学式さえ、知らないままだ。人体に対する影響…なんて聞いたこともない。劇薬の取り扱いは学んでもダイオキシンがどのようにできるのか、いったい何人の人が知っていたのだろう…。得意、というのは教科書に出てきた化学反応について知っているということにすぎないのだ。女の子が物理や化学、数学が得意なのは、まだちょっとカッコイイ時代だった。同級生の何人がダイオキシンのことを正確に知っているのだろうか。いったい高校の化学が、人の幸せのために何の役に立っているのだろうか。それより、もっと化学を専門に学んだ人たちはダイオキシンについてどう考えているのだろうか？

〝猛毒って…いったいどういうことなの？〟〝猛毒って折り紙がついているのに、なぜ誰もなんとかしようとしないの？〟〝母乳にダイオキシンが入っていたら、いったい子どもがどうなるの？〟

わからないことだらけだった。

〝私の母乳にダイオキシンが含まれているということは、日本中のお母さんも同じなのだろうか？〟

〝ダイオキシンは、どうして私の体の中に入ってくるのだろう…〟

私は跳ね起きた。

〝結局、私は何も知らなかったんだ。ダイオキシンが何なのか、どうして私の体の中に入ったのか。母乳にダイオキシンが入っていると何がいけないのか…〟

こんなことは知っている人には当たり前のことにちがいない。食べ物についてもそうだった。

私が気づいていないだけなのだ。食べ物は子どもと自分と夫…身近な命をどう創ってゆくのかということだったけれど、今度は違った。

〝よーっし。泣いている時間なんてもったいない〟

子どもに聞かれたら、私の言葉で説明できるようにするしかない。子どもは成長し、いつの日か必ず聞くでしょう。「お母さん、お母さんはその時、どうしたの？」

「なぜ…？」私も父に激しく聞いたことがある。

「お父さんはなぜ、戦争に行って人を殺すのはイヤだと言わなかったの？　それより、自分で志願なんかしたのはどうして？　自分の国のためなら人を殺してもいいと本当にそう思ったの…？」

十二歳の多感な私だった。すべての大人たちに対する正体のない苛立ちを父に向けた言葉だった。父を責めたのではなかった。どうしようもないことの中で、父が何を思い、なぜそうしたか、私は共感したかったのだ。けれど父の苦しみは癒えておらず、かつて十八歳の父が予科練に志願した理由は一切聞くことができなかった。

「おまえに、その時代の何がわかるんだ…」

私は時代の苦しみの中にあっても、息子には語りたかった。

「母さんの力はあまりにも小さくて、何も世の中は変わらなかったかもしれないけど、自分にできるだけのことをしてきたつもりよ…。力が足りなくて、何も変わらなかったかもしれないけど、その時より少しでもみんなが幸せになれることを祈りながら、努力してきたの…」

まだ生後九か月の息子だけれど、いつか私がそうであったように、世の中の理不尽さに苛立った息子が私に問う時、私は自分の言葉で生きてきたことを説明したかった。

〝神様…今度はダイオキシンというわけですね…〟

私のやりたかったことは、みんなが幸せに生きられるよう、社会の役に立つ仕事をすること。だったらぴったりの仕事かもしれない。知らないことは勉強すればいい…。

もうグズグズしてはいられなかった。息子はまだ熟睡している。

市役所に電話をした。お目あては、私より若いけれど誠実で信頼できる市民生活課の女性職員。消費者として歩きはじめたばかりの私に、適切なアドバイスを与え、背中を押してくれる人。彼女なら仕事柄たくさんの情報も持っているだろうし、私の動きもそれとなく伝えたかった。

「ダイオキシンが一般的に人の体に入ってくるのはどうしてか知りたいのですけど、どこで調べたらいいか、教えてもらえませんか?」

「それなら、全国的な消費者団体でいろんな冊子を出しているところがあるから、そこに問い合わせたら、わかると思いますよ…」

即座に連絡先がわかった。息子はまだ起きない…。

教えてもらった所に電話をした。〇三…東京だ…。

「ああ、それならパンフがありますから送りますよ」

これが日本消費者連盟と私の出会いだった。

実に簡単なことだった。自分の母乳にダイオキシンが含まれていたのも衝撃だったけれど、自分の無知もまた、誰を憎むこともできない事実だった。

〝やっぱり、知らないのは私だけだったんだ…〟

わかってはいたけれど、ショックだった。

〝でも、いい。いつも知らないところから出発。知ってどうするかだもの…〟

自分を励ました。


『プラスチックの総点検』――注文した冊子はすぐに届いた。薄っぺらな、簡単なパンフレット。完全に資料として発行されているのにも好感が持てた。三百五十円、わずか六十ページの冊子。一九七六年の発行だ。

内容は、当時東京大学の助手だったプラスチックの研究者である宇井純さん（現在は沖縄大学教授）の自主講座「くたばれ！　プラスチック」などをまとめたものだった。プラスチックは作られる時から捨てられた時まで、すべての段階で生命（環境）に害を及ぼすものである、と書かれていた。概要は私の覚え帳に記されている。

1〈作業労働者を害す〉加工工場では揮発性の物質や様々な化学物質を使用して作られるため、働いている人自身の健康を害する。

2〈公害を起こす〉生産工場で使われる重金属が周囲の環境を汚染する。水俣病は塩ビを作る時の水銀による公害病…。

3〈使う人に害を及ぼす〉作られたプラスチック製品は不安定な物質であるため、食品を入れて使えば、モノマー、ポリマーなど化学物質が溶出し、人体にも様々な悪影響を及ぼす。

4〈ゴミになっても害〉プラスチックは自然に還らない物質。ゴミが増大し、税金をかけた処理に莫大なお金が必要なだけでなく、塩ビは燃やせばダイオキシン発生の原因となり、子孫に負債を残す。

驚きのあまり、背すじが寒くなった。発行は九年も前のことだ。私が芝居に夢中で学業の他には脚本しか読んでいなかった頃だ。…私はいのちに対して眠っていたのだ…。

本編には、塩ビについて詳しく労災の報告が書かれており、「本来ならば一九五五年には、本格的な手を打っていなければいけなかった」と書いてあった。

知らないことばかりだった。けれど、私の疑問は明らかになった。

私の母乳にダイオキシンを入れたのは私だったのだ。

プラスチックがどう作られ、生命にどんな影響を与えるのかなど考えたこともなかった。必要なものは、店頭にある物を買う。考えるのは色、デザイン、価格…それだけだった。台所を見ればプラスチックのザル、ボール、バターケース、飯さじ、乳児用の食器も出産祝いにもらったものがあった。私がこれらを使い、捨てる…。何の疑問も感じないで、いらなくなったら捨てる。すると、この化学物質は環境の中で水を汚し、化学反応を起こし、空気に流れ出し、土をめぐり、食べ物に濃縮され…私の体に取り込まれる。

私はかつて〝ベトナム戦争で枯れ葉剤を撒くなんて、よくできるものだ！〟と非人道的な行為を心の中で非難し、実際に高校時代にベトナム戦争反対の集会に行ってみたこともあった。非人間的な行為に〝ノー〟と言うために…。

しかし、私はこの一冊でハッキリと目覚めた。――いのちの視点で考えなければ、どんなに進んだ科学技術であっても、人を（あらゆる生命を）害するものがあること。

そして私自身も含め、無知、無関心な人間が、ダイオキシン汚染やいのちを害するものを許してきたのだ…。

私は祖父の言葉、つぶやく姿を思い出した。

祖父は私が三歳の時、脳卒中で倒れ、当時は絶対安静が唯一の療養だったため、以来亡くなるまでの八年間寝たきりの生活を送った。私が小学校一年生の夏休み（私は夏になると母の実家である祖父母の家に一人長く逗留して暮らすのが常だった）、祖父の寝室に続く縁側に座って足を揺らしている私の背中に、祖父が床の中から静かにつぶやいた。

「因果応報というが、自分の蒔いた種は必ず刈り取らねばならない。どんなことも必ず自分に報いとして返ってくる。いいことも、悪いことも…。でも、自分にはようわからんことも時には起こる。自分ではわからないだけで、やっぱり自分のことなんだろうなあ…」

どこからこんな話になったのか覚えていないが、夕暮れ時だった。私は祖父の静かな話し方が好きだった。私から話しかけるのは照れくさいから、ただ祖父の寝室になんとなくいるように装って、よくそんなふうにしていた。庭の向こうの田に稲が丈をそろえて見えた。

小さな声だったけれど、私はハッキリと聞いていた。祖父は私ではなく、天井を見ているような気がした。祖父はよく天井を見つめていたのだ。私はそのまま、決して振り返らず、聞こえないふりをした。

祖父は校長先生を定年まで勤めた村での信頼も厚い温厚な人だった。気性の激しい私の父への当てこすりのように、母から祖父の自慢話をよく聞かされていた。私のアルバムには元気な頃の祖父の立派な姿や、やさしい表情の祖父の写真がたくさんあった。私は祖父母っ子だった。その祖父が病に倒れ、動く自由を奪われ祖母の介護を受けていた。そして私自身も四歳で罹患した小児麻痺のため手術をし、一年生のこの時はまだ誰が見ても、ひどく足をひきずって歩いていた。

〝おじいちゃんは自分のことを言っているのだろうか？　私のことなのだろうか…。自分にはようわからんことも、やっぱり、自分のことなんだよね…〟

悲しみをエネルギーに

私は『エプロン通信』にプラスチックについてまとめた。ほとんど宇井先生の冊子を要約したような通信だったけれど、「ご存知でしたか？」とわずか二十数名の読者に問いかけた。自分の無知が露呈してもいいから、もしまだ知らない人がいたら知ってほしかった。

伝えたい想いは『エプロン通信』でずっと語ってきた「いのちの視点で物を見、生活を考えよう」という、食について伝えてきたこととまったく同じだった。私は「自分の母乳のダイオキシンを測定したことは決して口外しない、データも公表しない」と約束していたため、通信に自分の痛みとして直接語れないもどかしさを感じながら、それでもプラスチックがどんなものであるかを知れば必ず読んだ人は考えてくれるにちがいない、と信じて疑わなかった。

私の心の支えになっている考え方は宇井先生のこのお話。その考えは、十七年たった今もすべての考え方の基本になっている。

プラスチック追放の腹を決める時

モノマーの害とかDOPの害とかが順を追って出て来て、塩ビはもうお手上げの状態です。塩ビというのは作る時もだめ、使う時もだめ、捨ててもだめというもの、われわれが塩ビを全部お断りだ、やめようということになったら、おそらく日本中の公害が二割位は減るだろう、と私は見当をつけています。それだけで二割は減ると。日夜、公害を減らそうと思ってかけずりまわっても、減らずに増える一方なのですが、もし皆さんと私たちが一致団結して、もう塩ビは全くいやだと打ち出せば、それだけで公害は二割減るということになる。これは大変魅力的なことです。ぜひそうしたい。何とか塩ビと縁を切りたいものです。

では、ポリエチレン、ポリプロピレン、ポリスチレンの方は大丈夫かというと、今まで私も塩ビほどではないだろう、というふうなことを考えていました。技術屋だから、全部だめになってしまうとは悲しいことで、やはり、どこかに逃げ道がないと……。塩ビは全部だめだというには度胸がいります。ドラ息子とはいえ、自分が手塩にかけて育てたその息子に、引導を渡すようなことはようやりたくありませんが、ポリエチレンがもし無害だったら、そっちを使えばよいのだろうから、塩ビを諦めてもいいように考えていました。

そうしたら三重大学の坂下さんのデータが出て来て、ポリエチレン、ポリスチレン（スチロール）のコップに入れた水をねずみに飲ませたら、やっぱりだめだ。中には腫瘍が出たのもある。こうなると先程あげた四本柱のうち、塩ビがだめ、ポリエチレン、ポリスチレンがだめ、残りのポリプロピレン、これはポリエチレンと同類だから、おそらく全く同じようなことになるでしょう。そうすれば、四本柱は全部だめということになる。

そこまでくるともう一つ一つにかまってていられない。本当にわれわれが必要なものに、プラスチックをちゃんと使っているか、というと、だいぶインチキな使い方をしているし、安物として使い捨てにしている面があります。

もういっそのことプラスチックは全部断ってしまえ、あらゆるものは全部だめだといっても、本当に利用度の高いものは残るだろうから、それ以外のものはみんな断るというふうに、はっきり拒否していいのではなかろうか。何も私たちはプラスチックをこんなに沢山作ってくれとは、どこの会社にも頼んだ覚えはないのですから。しかも使う原料が、貴重な石油や電力や足りないものばかり使って、われわれのまわりを、中途半端なプラスチック製品で埋めてくれと頼んだ覚えは全くない。

だから、あまり義理を感じなくていいのではないでしょうか。毒性の方からいっても、四本柱だけではなく、他のこまかいものも、それぞれ欠点があるでしょう。こういうものをすべてまとめて、プラスチックは、全部われわれの身辺から追放するというくらいに、そろそろ腹を決める時ではなかろうかと思います。

（宇井純著「くたばれ！　プラスチック」『プラスチックの総点検――さよなら使い捨て文明』日本消費者連盟より）

私は雑記帳にこう記している。

〈私の母乳にはダイオキシンが含まれている。ベトナムで多くの奇形児をつくり出した猛毒だ。私はダイオキシンを創り出し、自分の息子に飲ませてしまった…。命に対してあまりにも無知だったために…。けれど、この子が成長し、大人になり恋をして結婚をする。そして息子のお嫁さんが赤ちゃんを産み、私の孫に当たるその赤ちゃんにおっぱいを与えるのを見る時、その時に必ず私のおっぱいよりきれいな母乳を与えられる世の中にするために、私は今日から働く。水や空気、食べ物が命にふさわしいものであるためには、私たちが生活を変えなければならない。一人一人が変わってゆくために、そういう働き方があってもいいと思うから…〉

私は自分と同じ悲しさを、どの後輩（母親）にも味わってほしくはなかった。一九八四年十二月。この時、課した私への約束。

〈十年後、二十年後、すべての生命が健やかに暮らせる社会を創るために命を使うこと…〉

努君の分も、生きたかった。そして消えていった多くの幼い命の分も、これからの命のために働きたかった。

自分の悲しみを、生きるエネルギーに換えるのは実に簡単だった。〝食べ物〟と出会った時のように、ダイオキシンを作り出してしまう原因になるものを「買わない。使わない。捨てない」を我が家の台所から実践しはじめた。プラスチックの表示を読む（最低限、塩化ビニル、塩化ビニリデンは絶対捨てない…）のは当然のこととして（けれどもこれも案外、本体に表示されているものは少ない）、すでに使っている台所用品は息子の遊び道具に払い下げ、調理器具や食品保存容器も金属製やリサイクル可能な素材のものに買い替えた。

考えはじめると、油分や酸性の強いマヨネーズやトマトケチャップがプラスチック容器に入っているのも不安で、調べるとその問題点を指摘する資料もあり、ビン入りのものを探した。〝どうして？〟を始めると、食べ物同様、調べること、探すこと、試みることが次々にあった。そうしている間に『エプロン通信』のプラスチック特集（四号続けてプラスチックを取り上げた）には、思いがけない広がりができていたらしい。

確かな読者は、遠く離れている友人二十一人に私信代わりに送っているだけだったが、今回は読んでもらいたい人に渡そうと少し余分にコピーをした。その一部を市の女性職員の人にも、お世話になったお礼に渡すと「もしかまわなければ、こちらで印刷して、消費者グループの人にも渡したい…」と言われ、消費生活の活動をしている人たちならすでに知っていることばかりだろうとは思ったが、同感してもらえたら…と了解した。

私のまわりでもMさん、Tさんには、恭《うやうや》しく、ちょっと恥しかったが「まとめてみました」と渡した。やはり二人とも周知の事実だったらしく「私たち、子どもたちにとんでもないことをしているのよね。考えられることはなんとかしていかないと、気がついた時には遅いのよね…」「でも、あなたは偉いわよ。ちゃんと伝えようとしているもの…。〈パンクラブ〉の人にも渡したらいいわよ。きっとみんな知らないと思うわよ…」

Mさんの言葉に、関心を持ってもらえそうな人にだけ、ひそやかに渡した。以前に聞いた〈空散を考える会〉の人に対する「官舎でそういうことされると困るのよね、知らん顔できないし…」という言葉が私の中には残っていた。

自分は正しいと思っても、不快に思う人もいる。押しつけにならないよう、自然に一人一人が自発的にそれに向かうようにしなければ、結局暮らしを変えるところまではいかない。

私は自分の暮らしが変わっていくのを眺めながら、まわりの若い母親たちの会話をいつも音楽のように聴いていた。本当にBGMのように聞こえる…。

タレントの結婚話、紙オムツの何が使いやすいか、○○のケーキが美味しい…、などなど…。確かに哲学や演劇論を語り合った青春時代は遠い昔だったけれど、いのちをめぐるすべてのことが心から離れない私にとっては、そうした会話を来る日も来る日も続ける人たちの心の在りかがわからなかった。この人たちの幸せって何なのだろう…?

窓から外を見ると、一、二キロのところに有玉《ありたま》清掃工場の煙突が見える。毎日、煙の色が変わる…。何も知らずみんなが捨てたゴミがあそこで燃やされ、ガスになって化学物質が空気に流れ出してくるのだ。ダイオキシンもあの中で造られ、目に見えなくても、知識があろうとなかろうと、どんなに楽天的に暮らしている人であっても、それは必ずめぐってくる…。『エプロン通信』にはハッキリそう書けても、隣人にそれをどう伝えたらいいのか、私にはわからないでいた。

そうしたある日、息子は幼児用の四輪車——これもカラフルなプラスチック製、義母からのお祝にもらったお金でとはいえ自ら購入したものだ——に跨って足でこぎながら走らせるのが大好きな時期だったので、その日も息子の後ろから歩いて一回りして帰るところだった。近所の子どもたちがたくさん遊びに出ているところに出合った。

「ねえ、伺いたいと思っていたことがあるの。プラスチックは洗濯機でもダメなのよね。馬場さんのところは金属製の洗濯機を使っているの?」

通信を渡したことのない人だった。日本的な平安美人。東北の人かなあ? 親しく話をするのは初めてだった。

「読んでくださったんですか? うちの洗濯機もプラスチックだと思います。今まで買う時、そんなことを考えたこともなかったから、使い終わったあとどうなるか知ってびっくりしちゃったんです。どうでしたか?」

「うちなんかダメ。家の中を見られたら叱られそうで、おつき合いもしてもらえそうにないわ…」

「うちも同じです。でも少しずつ気がついたところから変えてゆけば、子どもたちの時代には、世の中は変わっていると思うんです。何もしなければ、きっと環境はもっと悪くなってしまうと思うから…」

「でも、そんなもの作る人がいる以上、いくら私たちが気をつけたって世の中が変わるほどにはならないでしょ。ダイオキシンが出るものを作らせないようにしなきゃ」

「私もそうなったらいいと思っています。でも、私たちにすぐ、それができればいいけど。誰も買わなかったら、買いたくない…と言えば、作っている人ももっといいものを作るように努力をするはずだから、一人一人が大事だと思う…」

「そうかなあ。みんな、安ければ買うし、便利だったら使うでしょ…。一人一人なんて言うのじゃ、世の中は変わらないと思うけど…」

まわりにいた人が近くに集まってきて話を聞いていた。〈パンクラブ〉の人もいる…。目で息子の動きを追いながらの話だったが、私には会話が浸みていった。

「作らせないようにするのが一番いいと思ったら、思った人が動いてくださると信じているんです。私もそうなったらいいと思っているんですけど、どうしたらそうできるかわからないし、今の私には外に出ていって社会に直接働きかける時間がないから、今、私にできることをやろうと思っているんです。一人一人がそうして動けば、変わるのは速いし…」

「そうかしら、馬場さんならできるわよ。市役所でもお仕事されているんでしょ。市役所に働きかけてもらいたいわ…」

〝市役所で塩ビやプラスチックを作らせないようにできるのだろうか⁉　一つの市や県がそんなことする力はないよね…〟言葉に詰まった。

「馬、場、さ～ん。ちょっと、い～い～」

いつ下りてきたのかMさんが呼んでいる。呼び声で話は中断した。私はもう少し話をしたかった。どうすれば世の中が変わるのか、同じ年代の子を持つ母親の意見が聞きたかった。それに、どうして「～してもらいたい」という意見になるのか、腑に落ちなかった。

Mさんが来ると、話をしていた人は、「それに、これくらいのダイオキシンでなんとかなるほど、人間って弱くはないと思うわ。いろいろ言う人はいるでしょうけど…。ネェ」と横にいる人に同意を求めるように言って帰っていった。うながされた人も輪から離れ、Mさんが交代するように加わって、もう少し皆の距離が小さくなった。

「本当に、馬場ちゃんは、いい人ね。まじめなんだもん。気にしなくていいのよ。いろんな人がいるんだから…」

Mさんはいつも軽やかだ。フワフワと柔らかい。

「私の言っていることっておかしい？　私だって悪いものは作らせないようにできたら、それが一番いいと思うよ。でも、そんなこと、誰も決めてくれないよね。決められるのは自分のことだけだもの。だから、自分の生活の視点を考えよう…っていうのって変かなあ?」

〝まったく、おまえって変なやつだよなあ…〟私はいく度となく男友だち、先生、叔父、先輩たちにこう言われている…ちょっと弱気になっていた。

「変じゃないと思います。考えたくないんじゃないですか。めんどくさいとか、気にするのがイヤだとか…。でも私、自分では考えられないけど、通信読んでびっくりしました。そうなのかなって…。きっと知らないことばかりだろうと思って、少しずつでも知れたらいいと思いました…」

まだ高校生のような、あどけないお母さんだった。

「ほらね。いろんな人がいるんだから、気にしない、気にしない。楽しくやれることをやったらいいのよ。ムダ話ばっかりしているのもつまらないしね…」

この立ち話で『エプロン通信』を毎回読みたい…と言ってくださる人の顔が見え、これをきっかけに〈パンクラブ〉を母体とした学習会がスタートした。子どもを遊ばせながら作業をするのもいいね…と、廃油石ケンを作ろうという計画もできた。(この頃は、食用油は食べきろうという動きよりも水に流さないよう手作り石ケンにする運動が広がりかけていた時だった)。

Mさんも日本消費者連盟の会員で、長くリポートを購読しており、プラスチックだけでなく、合成洗剤も暮らしを変える出発点になるという彼女の助言があってのことだった。

私の学びたいことは…私の伝えたいことは…?

自分の暮らしが環境汚染を引き起こしているということがわかれば、どんな人も一人一人生活を見直して、ダイオキシンも農薬も洗剤も…環境の中から減っていく。そのために、暮らしを見直すきっかけとなる情報を、どう伝えたら心に届くのだろう。どんな方法が効果的なのだろう…。すべての子どもたちの未来のために今すぐ、物の作られ方、使われ方、捨てられ方、処理のされ方を変えるにはどうしたらいいか…。どこから、どう動けば生命を基準にした社会にしていけるのか、心は急いだ。

息子が一歳半を過ぎると、食事も生活のリズムも整い、半日くらいの外出は息子自身の負担なくできるようになっていた。一日に一つ。図書館に行ったり、遠い散歩に出たりの外出時間を九時から十二時の間に入れ、外と家の生活、緊張（刺激）と弛緩（休養）を自分でも意識して子育てをした。

そうした頃、市の職員H女が声をかけてくださったこともあり、育児でお休みしていた消費者グループの会合に再び参加するようになった。「消費生活の学習を深め、住みよい街を作る」という目的に魅かれてのことだったが、主婦がどんなことを考えているのかも知りたかった。私の人の心の在りかを知らなければ、どのように提案したらよいかわからないからだったが、私の加わったグループは、メンバーがみな誠実で前向きな人ばかり。最年少の私は街の風習や、生活情報など教わることばかりで、月一回の会合は井戸端会議入門、楽しく過ごせた。その日は息子の小さなリュックに軽食と本やノート、ミニカー（これはその日の行き先や気分によって息子が自分で選んだ）を詰めてバスに乗り、会合に参加する。

私は息子の機嫌によっては一時間で失礼することもあったが、たいてい息子は一時間半、私の横で本を開いたり、ミニカーで遊んだり、時々私の耳に内緒話をしたりして、おりこうに遊んでいた。会合はお昼までだったが、会に参加する時に十一時半で帰ることを了解してもらっていたため、中座するかわりに家でできる作業を持って帰ったり、時間のある時に市役所に出向いて調整をつけ、昼食の時間までに帰る生活のリズムは崩さないように心がけた。

バスに乗るのも、市役所に行くのも、息子にとっては母と子の冒険の一つだったし、時間になれば帰って食事をし、本を読んで昼寝をする…それがわかっているので嫌がることもなく、皆に可愛がってもらっていた。

そんな秋、消費者協会主催の講演会があるという案内があり（タイトルは忘れたが食生活改善の講演）、どんな話がされるのか関心があったので、さっそく問い合わせた。託児はなく、特に子どもを連れていってはいけないことはない…と言われ、いつものように二人で出かけた。

「今日は、お母さんのお勉強についてきてね。お話を聞くんだよ」

「何の？」

「うーんとね。健康になる食事はどんなものか、とか、お母さんはどんなことをしたらみんなのためになるかというお話だよ…」

「ふーん。いいねえ」

「市役所好き?」

「うん、広いし好きだよ」

会場になっている広い会議室に行くと、年配の女性三人が受付をしていた。どうやら参加者は私の母くらいの人ばかり、場違いだったかな…と気が引けた。

「あの…申し込みをしてある者ですが…」と声をかけた横から一人の女性が息子に話しかけた。

「坊や、偉いわね。公園で遊んでいたいでしょうに。私たちの頃は子どもが中学校に入ってから外に出てきたものよね。こんな時から慌てなくても、かわいそうにねえ」と、そばにいる受付の女性に同意を求めた。

私は心臓が止まるほど驚いた。顔が赤くほてってった。

「皆さんのご迷惑にならないように、後ろの入口近くに座りますから…」

やっとのことでそう言った。

「馬場さん、ありがとうございます。来てくださって…」

助け舟だったのだろうか、H女が私を見て遠くから声をかけた。私は彼女に会釈して最後部の席に着いたが、心の中は完全に白けていた。

〝きっと消費者グループの偉い人なのだろう。なぜ子どもがかわいそう…と決めつけるのだろう。子どもが中学生になってからでは遅いとは思わないのかしら？　子育てのルールはその家庭のもの、息子がここにいることが苦痛ではないように、〇歳の時からそう育てている。若い母親だからこそ、学びたいことだってあるのに…〟

腹が立つというより、呆れた。

〝自分より若い母親にアドバイスするなら、もう少し違う言い方があるだろうに。消費者の教育をしようと、あんなに市の職員ががんばっているのに、あの人はどういう立場の人なのだろう…〟

確かに会場内の参加者を見ても私は場違いに若かった。〝でも、私は講演を聞きに来たのだ。余計なことは気にしないようにしよう…〟

講演会が始まり、息子に声をかけた女性は会の代表者だということがわかった。けれど私の驚きは講演のなかばで絶句に変わった。

食生活改善の話は可もなく不可もなく、昔、高校の家庭科で習ったようなことだったが、具体的な活動として味噌作りをしているという話の中で、講演者がこう言ったのだ。

「いろいろな工夫をする人がいて、マンションに住んでいる人は味噌を寝かせている間、においが気になるから蓋付のプラスチック容器に漬けたり、ある人は粉石ケンの入っていたポリバケツを利用している人もいます…」

この瞬間、もうここに我慢している必要がないことを悟った私は息子に耳うちした。

「よし君、ありがとうね。母さんもう帰るから、おかたづけしよう…」

ノートを開いてクレヨンで遊んでいる最中の息子はちょっと不思議そうな顔をした。

「どうしたの？　もういいの？」

「うん…」

急に泣きたい気がした。〝こんなところに連れてきて…ごめんね…〟〝きっと中座すると、また「若い人はかってね。ほらご覧なさい…」と言われるのだろうな…〟そう思いながら、息をひそめて、小さくなって退室した。

廊下を歩いていると、Hさんが追いかけてきた。

「馬場さん、ごめんなさいね。馬場さんのような人に入ってもらって、若い人も来られるような会にしたいと思っているんです。またゆっくり、話を聞いてくださいね。馬場さんの力を借りたいので…」

彼女はいい人だ。彼女のためなら、できることならなんでもしたいと思っている。でも…エネルギーの無駄使いをするのはイヤだ。

私が百歩譲って、食品を入れる目的で作られたプラスチック容器なら味噌を仕込むのも仕方がない…と聞き流したとしても、粉石ケンを入れるプラスチックは、酸や塩分、熱に耐性がある素材は使われていない。十二時近くまで黙って講演を聞き、子どもを待たせて、プラスチックの素材の安全性について講師に提案する気にはなれなかった。

それをして、はたしてそこにいる女性たちが、はたと気づいてくれるとは思えなかった。ダイオキシンに限らず、これ以上、環境の中に化学物質を出し続け、子どもたちに残す水や空気を汚したくないと必死に願っているからこそ、それをわかってもらえる仲間を求めて出てきた私には、女は子どもを育て、手が空いたら社会の風に当たりに出る…と本気で思っている人たちの中で費やす時間も気力もなかった。

料理教室、英会話、フラワーデザイン…カルチャー教室や市の講座にも私の求めるものは見あたらなかった。

〝私の学びたいことは…〟

帰りのバスの中。自分の心が見えていた。誰かが用意してくれたものではなく、自分が知りたいこと、伝えたいことは自分で企画すればいいのだ。どんな伝え方がよいのか、まだ私にはわからなかった。しかし、私が伝えたいのは未来を見ている人たち。未来を創ろうとする人たち…。時間ができたからとサロンに集まる人にではなく、若い母親に伝えたかった。

〝私が学習会をする時は託児を付けよう〟

子どもが幼くても学びたいと思う人が安心して参加できるような講演会はまだどこにもなかった。

〝託児付きの講演会…私が企画する時は、若いお母さんたちが自分の暮らしや未来を感じ取れるようなテーマで、学校では教えてくれなかったリアルタイムの学習会がしたい。未来を創るためには、今起こっていることを知らなければ自分で生き方を選択することはできない…〟

消費者グループの活動も「子どもが中学に入ったら家の外に出ていく」という女性の言葉を聞いてしまうと、心に風が吹いた。私にはまだ自分一人で学ぶことが限りなくある気がした。それに、一人で本を読んだり、詩を書いたり、自分一人で過ごすことも好きだった。

〝慌てなくても、今は一人で学ぼう。必ず伝える方法が見つかるはず…〟

県の消費者リーダー養成講座も含めて、行政が行なう消費者講座をすべて受けた。主体的な生活者とは何か、学んだことを本当に実践していったら、世の中は変わるだろうと思いながら、まわりの受講生をみまわしたりもした。その間、結婚当初「仕事につかなくても、何でも好きなことをしたらいい…」と言った夫は、「やってみたかったらやったらいいよ」と実に根気よくつき合ってくれた。幼い子がいて核家族であるため、夫が了解するということは育児も分担する…ということ。受講の日は休暇を取って息子を見ていてくれた。

消費者グループの活動に参加しないかわりに、市のH女の依頼で原稿を書いたり、背中を押されて料理教師の講師もした。むろん、私には調理師や栄養士の資格もなかったけれど、いのちを支える食べ方については伝えられる気がした。何か彼女の役に立ちたいという一心で料理集をまとめ市から発行もした。結婚以来三年間で、自分の工夫した料理のレシピが厚いファイルになって残るほど、野菜料理を〝創造〟することにも情熱を傾けていた私にできることは、料理集の原稿書きくらいだった。

自分の暮らしを見直しているだけでは環境は変わらない…。多くの人が何に価値を置いて暮らしているのか、もう一度立ち止まって考えてもらうにはどうしたらいいか…。〈パンクラブ〉を続けながら、私は現実を注視していた。実にいろいろな人がいる。

安全な食べ物を望んでいる…と言いながら食べ物について自分で考えようとしない人。食べ物に関心はないけれど人の輪に加わっていたい人。協力的で前向きな人。疑問を口にできる人、できない人。自分のことしか関心のない人。グチばかり言っている人。噂話の好きな人。賢い人。やさしい人。いつも被害者を装う人。夫のせいにして世の中を渡る人。まわりの人すべてがおもしろい風景に思えた。

ある日、五階建ての宿舎の階段を下りて駐車場広場に出たところで、〈パンクラブ〉のメンバーの一人と出合った。外から帰ってきたところらしかったが、一瞬目を疑った。その人は両手に一箱ずつ大きな合成洗剤の箱を下げていたのだ（この頃はまだ洗剤が大きな箱入りだった）。

彼女は月一回、廃油石ケンを作るメンバーでもあったし、Mさんの提案で『合成洗剤は有害です』（日本消費者連盟発行）という薄い冊子を読み合わせ、意見交換をした学習仲間でもあった。その五、六人の仲間は生協の班活動や無農薬野菜を買うことも続けている。いわば同じ想いの人だと私は思っていた。見てはいけないものを見たようで、私は慌てた。いつもなら声をかけ合う仲間だ。けれど私はとっさに倉庫棟に曲がるふりをし、今はその人に気づかなかったことにした。胸がドキドキした。

「この中から三輪車を出そうね…」

私は倉庫のドアを開け、息子と二人倉庫の中でその人をやり過ごした。彼女には息子より小さな子がいる。きっとその子がお昼寝をした間に洗剤を買いに出たのだろう。彼女の両手は洗剤を持っているだけだった。

〝なぜ？〟〝彼女はウニの発生を阻む実験報告や皮膚障害を起こすことも、分解せず水を汚染し続けることも知っているのに、どうして合成洗剤が使えるのだろう…〟

合成洗剤の勉強会をしようとMさんが提案した時「そんな話を聞いたら怖くて生活できなくなるのはイヤだから…」と加わらなかった人もいる。それはそれで生き方の問題だとやり過ごせたが、彼女のことは割り切れなかった。三、四日私の心から〝彼女には学習会自体、負担だったのではないか…？〟〝彼女は苦しかっただろうな…〟そんな想いが離れなかった。先輩のMさんやTさんに相談すればグチや陰口に聞こえてしまう気がして、一人で想いをめぐらせた。

私はイエスとノーが言える。疑問があったら「なぜですか？」と、どんな人にも聞くことができる。自分の問題として考えようとしたらそうするしかないから、どんな時も自分の言葉で聞いた。共鳴できなければノーと言い、無縁でいる立場を明らかにできた。しかし彼女はそうではないのだろう。石ケン作りに加わり、学習会にも参加していながら、誠実で心やさしい彼女は自分の気持ちを語れなかったにちがいない。いつも静かに人の話を聞き、子どもにも丁寧に接している彼女が浮かんだ。

〝何が疑問だったのだろう。合成洗剤の毒性が納得いかなかったのだろうか？〟

〝冊子を読んで疑問があっても、それを皆に伝える勇気がなかったのかもしれない〟

どうどうめぐりの想いの中で、いつも同じところに彼女を感じた。

〝自分の考えを言えないまま、反対の方向に流れていくのを見ているのは辛かったにちがいない。同じ場所で暮らしている人と仲良くしたいために、自分の考えを押さえてつき合わざるをえない学習会など、彼女にとって苦痛以外なにものでもなかっただろう…。私が声をかけたばかりに…〟

私は心から悔いた。〝勉強会をするなら、本当に参加したい人だけが参加する自発的なものにしなければいけない。抜けにくい地域の中でいくら賛同してくれる人があっても、生き方に関わる問題は狭い地域で呼びかけるべきではない…〟

私は肝に銘じた。私の目にした光景は、私に進み方を教えてくれるために起ったことだ…と思った。

私がいくらあせっても世の中は一気に変わらない。どんな人にどう呼びかけたらいいのか…。私はよく夫に質問した。

「ねえ、世の中はどうしたら変わるの?」

「君の小学校の同級生で教えられたことを九〇パーセント理解できるのは何割の人間だった?」

「クラスは四十五人くらいいて、半分くらいかな?」

「いいや。九〇パーセント理解できる人間はそんなにはいなかっただろ。一割だよ、一割。その中で社会は個人の総意で創っていくと思っている人間は何人いるか考えてみろよ。自分のことは確かに考えるだろうけど、社会全体のことを考えようとする人間は四十五人のうち、何人いると思う? 一割に満たない人間が世の中の是非を考え、そのうちの半分以上、大半が利己的な考えに走っている。人より優れた地位やお金や名誉を得ようと必死になっている…。もし一割の人間が万人の幸せを思ったら世の中はこんなに悪くならなかったさ。みんな目先のことしか考えていない…。だから世の中はどんどん悪くなるんだよ…」

反論の言葉はなかった。しかし夫の意見を納得するほど私は現実も知らない。

〃そうだろうか? 本当にみんな自分のことしか考えないのだろうか? 目先の便利さや安さに流されてしまうのだろうか? それは何が悪いかわからないからなのか、わかろうとしないのか? それとも理解する能力がないのだろうか? 子どもの未来をあずかっている大人の

責任などはどうでもいいのだろうか…？〃
〃仮に百人のうち十人しかわかり合えなくても、私と同じ想いの人を見つけたい…〃
そういう人とつながることで自分を支えたかった。まわりの人が幼い子どもの教育や便利な生活にかまけていたとしても、それに流されるほど、私の経験したことは小さくなかった。
〃みんな!! 自分の子どもにダイオキシンを飲ませているような環境で、幸せを感じられるの!?〃
四階の窓から叫び出しそうだった。
〃未来を見つめている人、そういう人とつながりたい!!〃

農薬空中散布、中止へ

一人一人の価値観がいのちの視点を取り戻さなければ環境はどんどん悪化してしまう…。私一人でも暮らしを変えよう…そう思いながら、揺れている私とは別に、〈三方原空中散布を考える会〉は協力者がどんどん減り、語るに語れない地域の無理解、無関心の中で、少数の人が踏み留まっていた。Wさんは活動のストレスで体調をくずしているという。流れてくる周囲の心ない噂に何もできない自分を責めた。

彼女たちの活動に共感しながらも第三者でいる自分を咎《とが》めながら、それでも浜松市が空中散布の中止を決めた…と知らされた時には、一人で部屋の中で土下座をした。

〝ありがとうございました。ごめんなさい。私たちのために…〃

震えるような感動を覚えた。松林が揺れた気がした。

名もない母親たちが、いのちをかけて活動してくれた二年半。彼女たちの思いを誰も知らないとしても、私は一生忘れないだろう。

私は彼女たちに感動を伝えるかわりに、彼女たちの活動とその成果、そして私の感想を新聞や雑誌に投稿した。それが第三者でしかいられなかった自分にできる唯一のことだった。

「記事、読ませてもらったわ…。ああいうふうに言ってもらえると嬉しい。ありがとうね」

投稿記事を見つけてくれたWさんの優しい声が、電話の向こうにあった。

〝辛かっただろうな…〃私には発する言葉がなかった。

「先に気づいた人がやらなきゃね…」Tさんの言葉が甦り、心に染みわたった。

〝TさんやWさんのおかげだ。彼女たちが守ってくれたのだ…〃

主体者たる住民の意思と、それを反映しない行政。思い出すだけでエネルギーが減退してゆく市職員の対応を、彼女たちの活動を通して体験した私は、自分の中に「働くということ」や「住民としてのあり方」が少しずつ明らかになっていくのを感じていた。

〝私にはいったい何ができるのだろう…?〃

3

絶望を希望に
かえる日

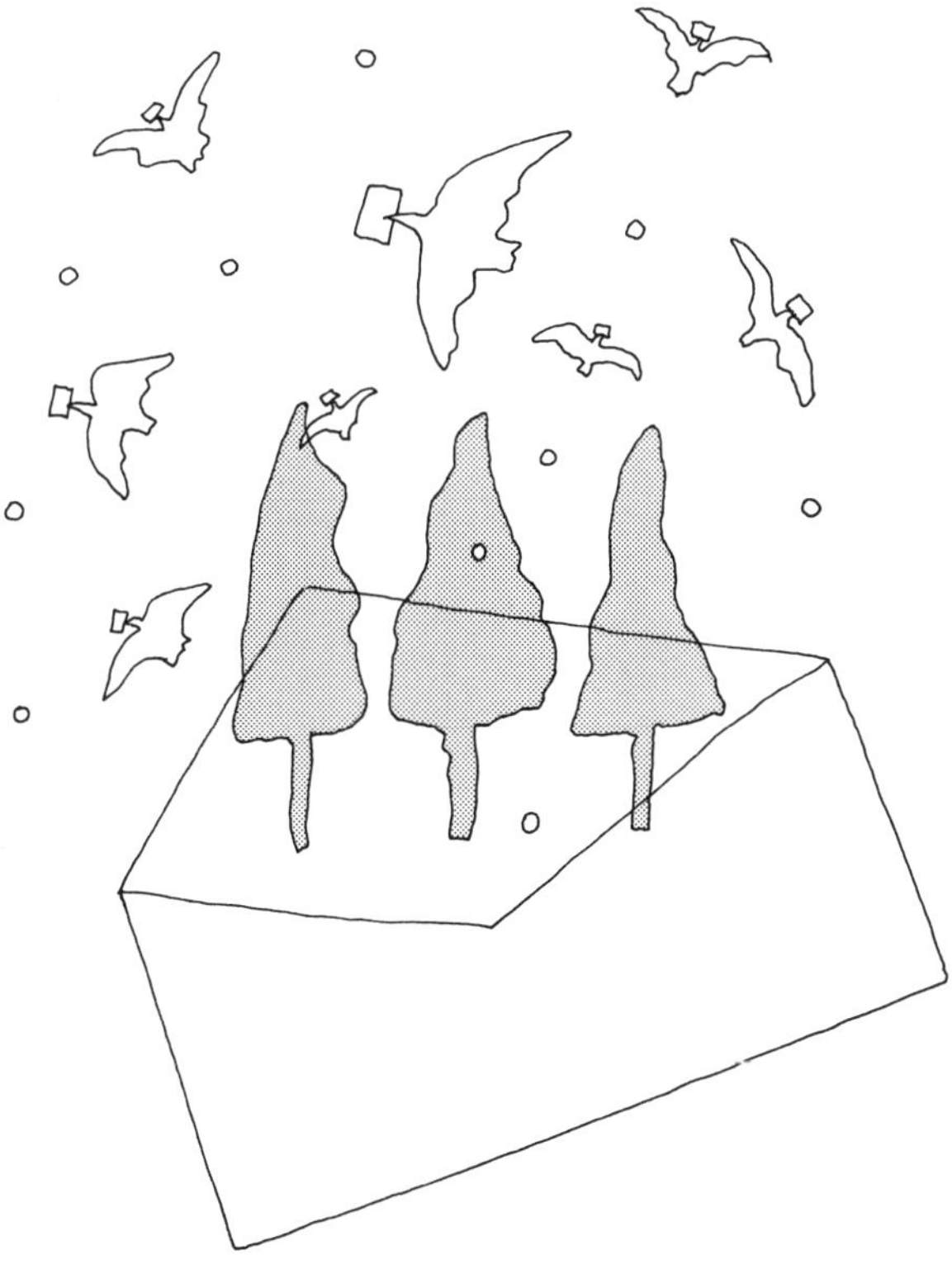

『まだ、まにあうのなら』の衝撃

一九八七年二月、息子三歳。

ダイオキシンの問題を知って以来、これをみんなに伝えたいと心を砕く一方、私は自分の母乳も汚染していたことから、息子に何らかの障害が現われるのではないかと、真剣に案じていた。雲をつかむような思いで、医療の現場にいる知人に頼んでダイオキシンと脳神経障害を関連づける論文を探した。化学物質が胎児や子どもに与える影響については、すでに米国で何例かの研究論文があり、それを知れば知るほど我が子の行動や成長に不安をおぼえた。子どものちょっとしたくせや他の子との違いまでもが不安になり、何度も夫に訴え、そのたびにたしなめられもした。万一、息子が何らかの障害を持っていたとしたら、私はそれを自分の人生の問題テーマとして生きようと覚悟していた。そして息子の訓練や教育のために力を出し、その後、同じ障害を持った親子の道を創る覚悟さえした。

けれど息子は、元気で何一つ不足のない生命として成長していた。〝息子は健康に育っている…。今のところ何の不安もなく健康に育っていてくれるということは、我が子だけの育児ではなく、すべての子どもの幸せのために働けと言われているのだ…〟

三歳の誕生日、私は神様に感謝した。

〝息子をこうして成長させてくださっている。ならば万人の子のために力を尽くします…〟

私は空中散布を止めてくれた二人のところに出かけていった。

「行政の声かけや狭い地域の中ではなく、もっと新しい社会のあり方を共有し合える人と情報交換していきたい。環境問題を提案したり、市民の学習の場を企画したい…」

私の想いに応えてくれた二人の先輩（WさんとTさん）と共に一九八七年六月、安全な暮らしといのちを守る運動のネットワーク〈日本消費者連盟・浜松グループ〉を立ち上げた。私は初めてプラスチックの有害性について学んだ冊子をきっかけに日本消費者連盟の会員になり、すでに三年間、連盟の活動は多くの生活者の問題を知る手だてになっていた。同様にWさんもTさんも連盟の出している『消費者リポート』から、全国的に農薬の空中散布に対する反対運動が起こっていると知って活動に入った経緯があった。グループ発足は、同じ視点の人が交流することで、何かしら問題提起ができないか…と考えたうえのことであった。

私は〈パンクラブ〉も料理教室も、行政からの推薦による百貨店の消費者運営委員としての活動も続けながら、この市民の交流に大きな期待を寄せていた。なぜなら、会員として近郊から集まった人は、すでに長い間、地域で市民活動を続けている人や環境意識の高い人、元学生運動の闘士のような人など、今までつき合ったことのないような人々だったからだ。月一回の例会ではいろいろな情報交換がなされ、一人一人の背景や活動、思いが伝わって、どの瞬間も私には新鮮な発見だった。

私はこの新しい人々の話を全身で聞いていた。

〝私一人ではない〟

一九八七年九月。いつものように例会に十数人の人が集まった。その中に私と同じくらいの年齢の女性が幼い子ども二人を連れて参加していた。どうやらご主人もいっしょらしく、私にとっては非常に不思議な家族。

私はといえば、浜松グループに関わると決めるまで長い間、私がしてきたことについて世間話のように夫と語り合い、一歩一歩確認し合いながら、互いの形を認め合おうとしてきた。

「私は自分の家族さえ幸せならばそれでいいとは思えない。世の中のために働きたいと思っていることは結婚前から知っていたはずでしょ。自分が幸せであるなら、その分将来のために、本当に大切なものは何か、考えてもらえるようなきっかけ作りがしたい。そうでなければ、自分が恵まれ、幸せである意味がない。もし私に人並みの知恵があるなら、人のために使ってこそ、知恵がある意味もあると思うの…」私はそうくり返した。

「なぜだ。何が不足なんだ…?　おまえ一人がそんなことをしても世の中が変わるわけでもないだろう?」夫はよくこう言って呆れ顔をした。けれど本当は夫が一番わかっている…私と同じ考えであることはわかっていた。

「世の中は変わらないとあきらめてしまったら、本当に変わらないけれど、自分はこう生きたと自分に恥じない生き方がしたいの。世の中を変えるためじゃなくて、自分の信じる社会をあきらめたくない…」

私は環境問題を通して強くそう思っていたが、夫も同じように自分の仕事の中で〝いのちのあり方〟を考え、〝共生の哲学〟をまっとうしたいと、現実の中で苦悩しているのが感じ取れた。それは二人が同時に、神田精養軒の望月さんに出会い感動したことが共通の根になっていた。だから夫はいくら冷淡な発言をしようと、浜松グループの交流会に私が出かける時は、子どもと遊んでいてくれた。

「おまえが自分の活動をするのはいいけれど、子どももつき合わせなくてもいいだろう…」

私は夫の最大限の協力を感謝した。

だからこうした会に家族で参加できるSさん夫妻が珍しく映った。S夫はアメリカンヒッピーみたいに髪を長くし、目を閉じたら悟りを開きそうな風ぼうだけれど、クルクル動く瞳がとても子どもっぽく見えた。S妻は森の中の木のように、そのままそこに居る…これも私には初体験の人。

その日も終わりに近づいた頃、S妻が一冊の本を取り出して発言した。

「原発反対運動を何年もしているけれど、なかなか普通のお母さんにわかってもらえなくて、伝わらなかったのだけど、今度すごくわかりやすくて、気持ちが伝わる本が出たんです。一人の主婦が書いた本なんだけど、取り寄せたので読んでみてください」

どこの出身なのだろう。聞き慣れない言葉の抑揚も私には親しみが感じられた。白い冊子…。正直なところ私には〝原発〟はまだ遠くの問題だった。最新の情報が『消費者リポート』で私の前に届いても、原発より台所の中のゴミやプラスチック、生活の中の化学物質のことで頭がいっぱいで、心を止めて読もうともしていなかった。学校で学んだことを丁寧に覚えている私にとって、「原子力発電は夢のエネルギー」として社会科の教科書で学び、そのページの写真まで記憶している思い込みが目を向けさせない理由でもあった。「夢のエネルギー＝人類の幸せ」というイメージが私の中に住みついていた。

けれど、会の参加者の呼びかけだから、読むだけは読まなければ…とつき合いで購入した。『まだ、まにあうのなら』一冊三百円。パラパラとページを送ると、市民活動にはない読みやすさが安心できた。

交流会を終えて自宅に戻り、いつものように三人で昼食をとり、夫は休日だったが職場に出かけた。読み聞かせをし、息子は昼寝を始めた。いつもと変わらない午後が始まり、私は買い求めたばかりの冊子をカバンの中から取り出して読みはじめた。

何という悲しい時代を迎えたことでしょう。

今まで、自分の子どもに、家族に、ごく少量ずつでも、何年か何十年かのちには必ずその効果が現われてくるという毒を、毎日の三度、三度の食事に混ぜて食べさせている母親がいたでしょうか。
そのような恐ろしく、愚かしいことを、今の世の母親はほとんど知らずに、知っていても
どうすることもできず、できるだけ毒の少ないものを選んで食べるよりしょうがなく、
おいしく楽しかるべき家族のための食卓の用意がとても重苦しく、罪の意識にさいなま
れます。
食べものというのは、この生命を維持、生長させるために摂ります。
それなのに、生命を枯渇させる毒入り食べものを家族のために料理せねばならないなんて。
有害添加物入りプラス放射能入り食品を食べねばならない時代が来ようとは、誰が想像し
たでしょうか。
一年前に起きたソ連のチェルノブイリ原発事故後の、ソ連やヨーロッパの母親達の悲しみ
は想像を絶します。
ところが今や、対岸の火事ではなくなったのです。
チェルノブイリ事故で、数億から一〇億キュリーという大量の放射能が、爆発とその後の
火災と共に噴出しましたが、それはソ連、チェルノブイリの八〇〇〇キロのかなたから
日本にもやってきました。そして日本でも海草類、野草、牛乳、母乳からも放射能が検
出されました。
その時、ちょうど赤ちゃんに母乳を飲ませていたある母親はこのことを知り、それから毎

日泣きながら赤ちゃんにお乳を飲ませていたといいます。母乳には放射能が最も濃縮され、そして赤ちゃんは一番その影響を受けやすいことを、このお母さんは知っていたからです。

原発《げんぱつ》（原子力による発電のこと）が生み出す人工の放射性元素は体内に蓄積しやすいので、食物連鎖により生体濃縮されます。


（甘蔗珠恵子著『まだ、まにあうのなら』地湧社より）


読み出した最初の一ページで私は凍りついた。

チェルノブイリ原発事故による放射能汚染について書かれているこの冊子は、「ダイオキシン」が「放射能」に置き換わっているだけで、二年前、私が味わったどん底の悲しみがそのまま、痛みとして書き連ねられている。


不安の上の平和だなんて見せかけにすぎません。

みんな、どうせ灰となる身。

せめて、この地球上に生かされている間、争い合うのはやめましょう。殺し合うのはやめましょう。

自分も殺されたくないから、ひとも殺さないようにしましょう。

もっと、私もひとも、安心して暮らせることを考えましょう。
せめて、この地上にいる間、仲よく、扶け合って、喜び合って生きましょう。
せいぜい八十年のいのち、かけがえのないいのち、大切に生きたい。
このままでは人間は自分でつくったもので滅びてしまいます。

（同右）

筆者の言葉が私の叫びと重なっていった。

〝世の中の人がダイオキシンに気づく前に、今度は放射能…。人間はいったい何をしているのだろう…？〟

自分の苦しみ、不安、悲しさをストレートに叫べなかった二年間。私はお腹の底から声をあげて泣いた。

筆者の甘蔗《かんしゃ》さんの胸に崩れ込むようにして、うめいた。

〝この地球が存在する…この生命にとって、みんな支え合い補い合うように創られたにもかかわらず、人がこれを破壊している…。許されるのだろうか？　誰に詫び、誰に許しを請えばいいのか？　私は人を幸せにするために生まれてきたというのに、自分の子どもにすら、申し開きができないなんて…〟

嗚咽がと切れることなく込み上げた。

〝嫌だ。私が望んだことじゃない。私の命が輝くように、子どもたちの命も輝かせたい〟

夕食の仕度も思いつかなかった。テーブルに突っ伏して、それでも泣いた。

〝何をしているのか。便利な生活のために、どの人も幸せになりたくて今まで努力してきたのではないの？　それなのに、どんな結果が出ようと、誰が責任をとろうと、そんなこと、何になるの。今、起こっていることから学んで、この世の中が変わってゆかなければ、不幸な出来事がただ個人の悲しみに終わってしまう…〟

夕暮れのベールが部屋を包んでも私は立ち上がれなかった。息子は深い眠りのまま、夫が帰宅した。

「電気もつけずにどうしたんだ…⁉　理就《よしなり》は？」

夫が電気をつけた。腫れ上がった私の顔が浮かんだ。

「これ…」

私は冊子を差し出した。ようやく夕食の用意を思い出し、夢遊病者のように台所に立った。

窓の外には静かに夜のとばりが降りてくる。

冊子を手にして夫はその場で読んだのだろう…。ようやく息子が昼寝から覚めた時には、仮面のように青ざめた夫が息子を抱きかかえた。

「よく寝たね。散歩に行ってこようか…」

大きな夫の背中が、とても小さく見えた。

私たちは本については何も語らなかった。散歩から帰った夫は、浴槽に張った水に火を入れ、新聞を開いた。読んでいるのか、時々、パラリと紙をめくる音がしている。息子が遊ぶオモチャの音…。湯気の立つ音…。

静かな夕食が終わり、入浴をし、親子三人、夜具の上にゴロリと体を横たえた。こんなに早く眠れるはずはなかった。体を伸ばすと、両眼から耳へ…涙が流れた。夫が私の頭の下に腕を入れ、自分の胸に引き寄せた。

「…人間て、何をしているんだろうね」

夫の吐息が聞こえる。

「…もういいよ。少し寝ろよ。そんなに思い詰めるな」

それからどうやって、夫と息子は眠ったのだろう。私には記憶はない。重い碇《いかり》を付けて海の底に沈んでいくように私はそのまま眠りに落ちた。

〝神様、ごめんなさい…。私には力がなさすぎます〟

知ることからしか始まらない

『まだ、まにあうのなら』は原子力発電所反対の意思表示をする本ではなかった。チェルノブイリ原発事故が私たちに知らせた科学文明のはかなさ、いのちに反して進む社会に対する無念さ、その現実をすべての人間が引き受けていかねばならない辛さが、読む者の心を揺さぶるのだ。

他国のことではない。原発賛成、反対などという立場を越えて、いのちの悲しさを含んでゆく…。この本を読んで、それでも文明には電気がもっともっと必要だと主張する人がいたら、その人は『オズの魔法使い』に出てくるブリキの木こりのように温かな心をなくした人にちがいない。しかし、ブリキの木こりだって温かな心臓を求めて旅をしている…人の心に伝わらないはずはない。

放射能のことだけじゃない。ダイオキシンや、人が気づかないものが未来を脅かしているのに、一人一人が目を止めようとしないから、他人事のように進行してしまう。私が心を揺さぶられたように、心ある人なら、その人の心に種を播けば、必ずそこから何かが起こっていくにちがいない。

〝まず、伝えよう。知ることからしか始まらない…〟

一夜の間に私は決心していた。

「私、自分にできることをやってみるね。やっぱり自分でやれることをやってゆくしかないと思うから…」

翌朝、夫が靴を履く後ろ姿に言った。

「そうだな…」

振り返った夫は、私の目を見ず、見送りに来た息子に向かって言った。

「行ってくるよ。いい子でお手伝いするんだよ」

夫の中に何か変化が起こったのだろうか？「お手伝い」という言葉が今まで夫の口から出たことはなかった。

「うん、するよ」

三歳の子にできるお手伝いはたくさんはなかった。しかし、洗濯物を干す時は篭から手速く取り出し、私を急がせた。家事が終われば、いつもなら公園に行ったり、散歩をしたり、晴ていれば昼食まで外に出て遊んだ。

しかし今日は、息子のお昼寝を待たず二人で座卓に並んだ。

「ねえ、母さんはここでお勉強するけど、いい？」

「うん、いいよ。何するの？」

「お手紙書くのよ」

「誰に？　おばあちゃん？」

「たくさんの人によ。たーくさんの人に…」

『まだ、まにあうのなら』を一人でも多くの人に読んでもらいたかった。そうすれば読んだ人が、また誰かに伝えてくれるにちがいない。しかし、この本を読んで何かしたくても、何をしたらいいかすぐにわからない人のためのプログラムを考えた。『あなたに代わって、全国の図書館、またはあなたの指定する人にこの本を贈ります』

賛同してくれる人があるかぎり、一人で続けられる活動だからだ。そして私と同じように、この本を手にして悲しみやあせりを感じた人たちの中にも、絶望ではなく、多くの人と感情を分かち合うことで〝絶望から生まれる自然治癒力〟によって必ず新しい価値観が生まれてくることを願った。

一九八七年十一月。私は三歳の息子が遊ぶかたわらで手紙を書き上げた。

五十冊の本を取り寄せ、まず友だちに送り、主旨に賛同してくれる呼びかけ人を募った。とても簡単だった。私が手紙を渡す人で、この本の心を汲み取らない人はいなかった。〈パンクラブ〉を始める時、事務費の心配をしてくださった先輩は、たくさんの住所をメモした紙と必要以上のカンパを届けてくれた。

「ご苦労様ですけど、よろしくね…」

私は息子が昼寝をすると、来る日も来る日も手紙を書き、冊子を送り続けた。

一九八七年十二月一日。冊子を手にして一か月が過ぎていた。最初に取り寄せた冊子はとうになくなっていた。

もう冬だ。やがて年が明ければ息子は四歳になる。チェルノブイリでは放射能による健康被害が広がり、これから一生、子どもたちや家族、自分にいつ不調が起こるのか、薄い氷の上を歩くような暮らしが続くのだ。これから一生…。映像で見たソ連の町に自分もいるような感じがした。

一人、部屋の中で机に向かって、手紙を書き、冊子を入れ封書にし、郵便局に通う。この静かな作業は、その間私が祈る時間、悲しみに耐える時間、誰にとはなく詫びる時間を与えてくれた。

北側にある勉強机に座り手を止めると、四階の窓からは冬の曇り空が見えた。ぼんやりと空を見た。

〝ウクライナの空もこうして曇っているのだろうか?〟

一生、心が晴れわたることのない現地の生活。…原発事故はソ連の問題にされているが、日本の原発が永遠に安全に運転されたとしても、原発の煙突からは毎日微量の放射性物質が排出され続けている。チェルノブイリの子どもたちが次々に甲状腺癌や放射線障害で倒れてゆく不幸と、日本の子どもたちが日々微量の放射能に被曝していくこと…。決して無縁ではない。こんな悲しい現実を知っても、私には何もできない。だけど、いのちをけずってまで、これ以上、電気もプラスチックも…いらない!!

思いが心をめぐった。

机の上にはたくさんの冊子が並んでいる。

…（日本政府は）放射能の放出量は極めて微量であるから安全である、とごまかしてきました。「微量だから安全」「許容限度量以内だから全く影響がない」「自然放射線量より少ないから安全」というPRがそれです。ところが、放射線が微量でも、放射線量に比例して確実に突然変異が増えることをムラサキツユクサがみごとに証明しました。「微量なら安全」という論理が、環境中での蓄積や、生体内での濃縮による体内被ばくを無視した全くのまやかしにすぎないことを、ムラサキツユクサがはっきり目に見える形で明らかにしたのです。

（市川定夫著『新版・放射線は微量でもあぶない』日本消費者連盟より）

もし、地球上に暮らす人全員が、微量の放射線がいのちをつなぐ細胞を傷つけている事実を知ったとしたら、それでも電気を作るために原発は必要だと言うのだろうか？　同じようにプラスチックや農薬が微量でも危ないと知って、それでもまだ、これ以上作ることや使うことを見直そうと言う人々を神経質な人として、排除してゆくのだろうか。

私には大多数の人の心がわからなかった…。世の中は大多数の人の意識の上に乗ったごく少数の人が物事を決めて、動かしているように見える…。

〝どうすれば人はいのちの鎖を傷つけない暮らしの中で生きることを選択できるようになるのだろう…？〟

思い詰めると、いつものようにもう一人の私がポンポンと肩をたたく。

〝何を思い詰めてるの？　悪い癖よ。ピアノが埃をかぶっているよ。三味線を弾いて、絵を描いて、お芝居を観て、自分を豊かにしなきゃ。そして人生を語る。それも人を幸せにする方法じゃないの。そんなことばかり考えていてはダメよ…〟そう慰めてくれる声がする。

〝でもね、そうしていられたのは、私が世の中の人すべてを信じていたからなのよ。みんなが人のことを思って、子どもや未来のことを考えて、一番よい方法をとって、幸せになるために働いてくれると信じていたから、私は芝居もできたし、恋もできた…。でも、なぜそんなにいのちを傷つけるような科学技術が暴走してしまうの？　何も知らなかったことにして、自分の幸せを取り繕うなんて、私にはできない…〟

自分を豊かにすることも人として大切だと痛感していた。私は市民運動家でもなければ、社会変革を目指した活動家でもない。美しいものを美しいと感じ、希望に向かって歩める社会を望んでいるだけなのだ。

私は自分を〝絶望〟や〝あきらめ〟で不幸にしたくなかった。まして人を恨んで、他人（世の中）のせいにして自分の責任から逃れるのはイヤだった。

〝私は、何もできない。けれど、私が健康で、家族が健康であるかぎり、今、私にできることを毎日、一生続けていくことはできる。自分のためではなく、他者の命を尊ぶ社会への架け橋になること…。それを続けていく。…何を？　どうやって？　…何でもいい。未来は必ずそうある…ための一歩。一日一時間。いや家族の日（土・日・休日）を除いて毎日、一時間、それを重ねよう…〃

外にある目標は私には作れなかった。具体的に自分の中に約束を定めた。

私の一生のわずかな時間に何ができるのかわからない。しかし、私が歩む道の一日一時間を「いのちが輝く未来」のために費やせないなら、人の幸せを願う資格などない…、そう思った。

私はそれまで発行していた自分通信『エプロン通信』を停止した。もう自分通信は似つかわしくなかった。かわりに、〈日消連・浜松グループ〉の機関誌を作りはじめた。三方原《みかたはら》空中散布中止に至る活動を担ったWさんと、Tさんと三人で機関誌を作れるのも私にとっては喜びだった。

一九八七年暮れには『まだ、まにあうのなら』を贈った数は百冊をはるかに越え、私のところには、どこから知ったのか、女子高生から初老の男性まで、直接十冊、二十冊と本を求めて人が訪れた。

その一人一人が自分の思いを語り、我が家でいくらかの時間を過ごした。見知らぬ人が思いに引かれて知り合っていく。どの人も心やさしく温かだった。私の小さな動きが静かに波紋のように広がり、私に深い勇気となって返ってきた。まず、伝えること…。そしてその人の心に芽ぶくことを祈る毎日を続けた。

世の中を動かすのは誰か?

一日一時間、毎日…は、ひたすら一人で伝える活動に終始したが、その中で当然、恩師望月さんに冊子を送ることも忘れなかった。

「あのね、少し前に新潟の女性が同じ本を送ってくださってね、馬場さんからも届いたから、これはいかんと思って読んでね、辛いねえ。チェルノブイリ事故が起こって、だんだんヨーロッパの食べ物の汚染がわかってきたでしょ。ドイツなんかひどくて、せがれの関係で向こうの様子を調べたんですよ…」

望月さんのご長男は十五歳でドイツ国立穀物研究所の教授のお世話で渡独し、パン職人としてマイスターの資格を取った人なので、シュタイナーのデメタ農法をはじめ、ドイツの情報は私など知りようもないほど、豊富に持っていらした。

ドイツでは食品の放射能汚染の測定を市民自らの手で行ない、それを公開し母親たちが食品を選ぶ目安にしていること、そのようにして食品を選んで食べさせた子どもたちはまったく何も選択をしなかった子どもに比べ、体内に摂取される放射線量が1/3であるという血液検査のデータも送ってくださった。ドイツ国内で流通する小麦とシュタインメッツ製粉小麦のセシウム137の測定値の比較では、驚いたことにこれもシュタインメッツのものは約1／3の値になっている。

「日本国政府は食品の安全基準を三七〇ベクレルと決めた。これは食べ物を輸入に頼っている国だから世界一甘い基準になってしまう。ヨーロッパだってこんなバカな値では子どもたちに与えない。生活クラブ生協が国の1／10の基準の三七ベクレルと決めた。じゃあ、うちではその1／10の三・七ベクレルにしようと決めましたよ。毎回測定していくのは、お金もかかるけれど、小麦粉が入るたびに測定してこの基準を守っていくからね。最初の結果を送ったから…。あのね、大人たちはもういいんだ。でも、子どもたちに今、セシウムを摂らせたら、大人の何十倍もの被曝を受けることになるからね。馬場さん…お母さんの意識の違いは大きいよ。目に見えるものばかり追いかけたら、本当に大切なものが見えなくなってしまう…。子どもたちがかわいそうだ…。だから、馬場さん、本物の母親になってくださいよ」

食べ物と放射能…。今回も望月さんは私の先生だった。

ドイツのお母さんたちは、またもや、日本よりはるか先を歩いている。輸入食品に頼る日本。食品の放射能測定データは長い間、反原発運動を続けている科学者たちによって次々に公開され、私たちに伝えられた。

「原子力情報資料室」の高木仁三郎さんたちの存在も知った。京都大学原子物理研究所に深いつながりのある人が浜松グループにいたので、私たちも検体（食品）を送れば測定してもらうことができた。首都圏で生活クラブ生協の立ち上げに加わった知人から、生活クラブ情報も伝えられた。

〝日本のチェルノブイリはこれからだ…。市民活動をしている人たちに情報が伝わるだけではダメだ…〟

厚生大臣に手紙を書いた。もちろん冊子も入れて…。通産大臣には輸入品の測定結果を公表してほしい…と母親の気持ちを伝えた。公のデータは知りたい人が誰でも知ることができるのが公平で当たり前の社会だと思ったのだ。

そして私は、何の縁故もなかったけれど、以前文芸誌で目にした詩人でもある堤清二さん（当時セゾングループ会長）なら、この冊子が伝わる気がした。もし共感してもらえるならセゾングループの食品取り扱い基準に放射能汚染も考慮し、自社測定も可能なのではないか…。理由もなく、詩人というだけで、心が通い合う気がした。

私は冊子に添えて精魂込めて手紙を書いた。――母親として国の基準では安心して子どもに輸入食品を食べさせられないこと、また基準はあっても国は輸入食品すべてを測定することはできないため、汚染食品を喰い止められる状況にはない…だから取り扱う輸入食品を独自に測定し、その値を消費者に公表してほしい。それが流通業に携わる会社としての企業姿勢になるのではないか。測定値を公表した場合は、他社との差別化となり、消費者の信頼を得ていくことになる…。

もちろん、セゾングループだけに手紙を書いたわけではなかった。私が共同購入している食品で輸入原料を使用しているメーカーには、放射能測定を依頼していた。幸い、安全な食品を作るためには製造法だけではなく、環境すべてが健全でなければ安全な原料は手に入らないことを了解しているメーカーばかりだったので、ほとんどのメーカーがその時点で放射能測定値を公表してくれた。

セゾングループからは堤さんの秘書が電話をくださった。

「食品検査室というのが自社にあり、そちらに放射能の汚染測定器も加えるようにするので、詳しい話を伺いに行きたい」ということだった。

私は汚染粉ミルクがヨーロッパから消えた話や、ヘーゼルナッツ、スパゲティ、チーズなど汚染の強いものが外国から入っていると知った時から、なんとか国や大学だけでなく、各地で測定ができるようになれば、と測定器のカタログを入手していた。私はセゾングループの申し出に踊り上がった。これで西武百貨店の食品売り場には、価格の他に放射能測定値が表示され、私たちは安心してチーズを買うことができる!! チェルノブイリ原発事故以来、我が家ではヨーロッパの乳製品、チョコレート、スパゲティ、香辛料を一切、口にしていなかったのだ。

セゾングループの食品検査室の担当者二人の訪問を受け、この措置は堤さん直接の指示によるものだと伝えられた。私は最も入手しやすい測定器のカタログを提示し、まもなくセゾングループは食品の測定を開始した。その間、何回か検査室の担当者と連絡を取り合い、私の方からは、測定した方がよい食品の情報などを伝え、さらに詳細な測定をしている弘前大学のデータや「原子力情報資料室」も会員になれば情報交換ができる旨、伝えたが、しばらくしても測定結果が知らされることはなかった。

私は圧力にならないよう気遣いながら、担当者に電話をした。

「順調に測定はしているが、国の基準に従って販売している社としては、全部の測定値を公表することはやはりできない。数値が出ることで何も知らない大多数の人は測定値が表示されていないものが安全で、たとえ○・一ベクレルであっても実数が示されているものが危険だと思ってしまう。だから一般に認識されていない情報の表示や公開はできない」とのことだった。

私にはとても納得のいく説明だった。一般の人は食品添加物でさえ、気にしない人が多い。まして放射能のことなど考えもしないだろう。たいていは、値段や味で買っていく人々を相手に「セシウム137、○○ベクレル」と表示してどうなるか…。

ただし、国の基準以上の汚染があった場合は、セゾングループでは扱わない処置を取るし、国にもその旨を提示していくとのことだった。

「そうですか。でも三七〇ベクレル以上汚染があるものはほとんどありませんから、セゾングループとしては私のお願いはご迷惑だったかもしれませんね。考えが足りなくてすみませんでした。私は全面表示されれば、放射能汚染を心配している人も納得して買えるし、関心のなかった人もそれに気づいてもらえると思ったのです…」

セゾングループには約三百万円の負担をかけてしまったことになる。願わくば、検査室の人々が食べ物を扱ううえで放射能について関心を持つよい機会になっていたらと思うだけだった。

たぶん、この対応はどの企業も同じだろう。私はセゾングループが表示に踏み切れば、それが引き金になって他の流通分野でも同様の動きになるのではないかと、密かに期待していた。しかし、そんなに早く世の中は転じていかないことがわかった。

でも、いい。堤さんにはチェルノブイリの風景も、母親たちの悲しみも、大人としての役割も伝わったのだから。決して無駄ではなかった…と、自分を励まして、次に息子と二人市役所に出かけた。

企業がダメなら、行政だったら私たちの税金だし、市民の要望を聞いてもらえるのではと思ったのだ。

担当課もわからなかったので、とりあえず市民生活課でお世話になった男性を訪ね、私の気持ちを伝えた。すでに課長さんになっていたその人は、きっと有能な人なのだろう、私より少し年上の若い男性（若く見えただけかもしれない。実年齢を聞くほど親しくはなかったので事実は謎のままだ）。

私の話を聞くと彼はフランクにこう言った。

「馬場さん、浜松の市民の何人がセシウムと言われてわかる人がいると思いますか？　僕はまったく知識もないけれど、馬場さんの気持ちはよくわかります。誰だって安心して汚染のないものを食べたいですからね。でも市は国の基準以上のことはできませんから、たとえ独自で測りはじめても、それを公表はしないでしょうね。第一、市民も言われたってわからないでしょう。それに、市は予算をつけて測定器を買うとすると、それを測定する人を一人ないし二人付けて測定を続けなきゃいけない…。となるとその人件費が一人五百〜六百万円は毎年かかるし、場所だって、メンテナンスだっているでしょ。それだけの税金を使うためには、必要性がないと無理ですよ。わずか一、二％の市民の関心事のために、税金を使うわけにはいかないのが市役所ですからね」

課長さんの人柄がそう思わせるのか、誠実でわかりやすい説明だった。

私にとって一大関心事の食べ物の汚染も、考えてみれば新聞に載ることもなく、たとえ載ったとしてもヨーロッパやソ連の問題で、日本はチェルノブイリから意識のシェルターで隔絶されているかのようだった。

〝税金は多数の人の幸せのために使われるものだから、市民の大半が食べ物の汚染に不安を感じるようになれば当然、食品の測定は人の役立つ情報になる。けれど今は地球全体が放射性物質のチリに覆われていることに気づかない人がほとんどなのだから、税金を使う意味がないと言われるのは当然だ…な〟

妙に清々しく納得する自分がいた。

〝じゃあ誰が子どもたちを放射能汚染から守るのか？　本当は国や為政者、企業、みんなで守るものだけれど、日本は経済が人や国を守るものだと考えているらしい…。そうなると、できるのは関心がある人、私がするしかないのだ…〟そう思った。

〝世の中を動かしているのは企業でも行政でもない。個人、人間なのだ。まず、関心を持った人が動く。それが市民（母親）であってもいい。いつだって、大発見、発明、新しい文化の流れも、一人のひらめきから始まっている…。そうなんだ…〟

個人の意思が見えにくい集団（企業や行政）を頼って個人が動かないのは〝私〟の言いわけにすぎない気がした。

〝自分が必要なことは自分でやらなきゃ…〟

チェルノブイリから二年になろうとする頃、私は漠然と、個人の役割について気づきはじめていた。

一九八八年四月の風景

『まだ、まにあうのなら』は全国であっという間に二十万部を越え、それまで原子力発電所が「原発」と呼ばれていることも知らなかった私のような母親たちの間に一気に「原発はいらない」「原発といのちは共存できない」という想いをかき立てていった。

「伊方《いかた》原発の出力調整実験」に全国各地の若い母親たちが距離を越えて、自分たちの意志を現わそうと集まったのもそんな頃だった。激しく高揚する意識の中で浜松周辺の若い母親たちの中にも〝原発を止めよう〟と全精力を注ぎ込む人たちがいた。彼女らはそのためなら幼い子どもを背負いどこにでも出かけていった。私はといえば、自分で決めた一日一時間が二時間、三時間になることはあっても、たいていは自分一人机に向かう作業。あい変わらず日課は主婦、母、育児、妻という生活のリズムの中で自分の心を積み上げていた。

食べ物、水、空気、いのち、ダイオキシン、原発…と環境への意識が広がっていくと、目の前の問題を解決したいと願うあまり、全力を傾けてしまいがちな私を夫はよく外に連れ出した。山、川、湖、森…。時間があるかぎり夫は自然の中に家族を置いた。浜名湖畔、引佐《いなさ》の山、みかん畑…。

「地球はこんなにきれいなのにね」「冬のにおいがする…」週五日間、子育てと自分の活動に没頭している私は、自然の中で自分が柔らかく溶けていくのだった。

東大紛争をはじめとした大学紛争の盛んな頃、現役の学生だった夫は、自分がその当時何を思っていたか、自然の中で風の歌のように何回も語った。

「学生がどんなに世の中を批判しても、批判するだけなら誰でもできる。大人になって学生時代に自分がおかしいと思ったことをどれだけ修正していけるか、大人になってどれだけやれるかが問題だと思っていた。あの頃、学生運動をしていた人が今も世の中を変えようとしているなら、その人を信じられるけれど、今この年になって、学生時代、体制を批判していた人間が、自分を守ろうとして何かにしがみついているとしたら、それこそそんなのはただの愚連隊（すごく古風な表現に私は絶句!!）だったにすぎない…。大人になってからが大事なんだとずっと思っていた…」

「そうね、時が明らかにしてくれるよね」

私にはまったくわからない痛みを持った世代が夫たちだった。戦った者も、戦わなかった人も、もう世の中の中堅になろうとしている…。私は戦うのではなく、静かな合意を望んでいる。誰もが自分の心に聞けばわかること、人を傷つけず、いのちを傷つけない、最も基本的な環境を大切にする…戦わなくても誰も逃げられない問題だからこそ、合意できると信じていた。だから、環境問題は戦ってはいけないとも思っていた。けれど、どのようにしたらいいのかわからないから、一人で作業を続けていたのだった…。

一九八八年四月。

私は「チェルノブイリ二周年、二万人東京行動」に参加したいと夫に頼んだ。誰に誘われたわけでもなかった。生活の中でやれるだけのことをやっている…。けれど自分の意志を何かの形で現わしたかった。

「土、日だから行けるよ。家族で行こう…」

夫がそう言った。

「ただし、過激派やヒッピーみたいな人間がデモをしていると思われないように、きちんとハイヒールを履いてきれいな服で行くこと。僕も背広を着て行くから…」

少しおかしかった…でも夫の気持ちがよくわかった。日本の人は、社会に疑問を投じるのはアウトロー、敗残者なのだと差別することで、自分たちの位置、生き方に安堵する人が大半だ。夫はそうした世間に一くくりにされないために、自分たちの衣装を提示したのだ。私には服装はどうでもいいことなので異論はなかった。

私たちは都内の簡素なホテルに宿を取り、土曜の午後は家族旅行を楽しんだ。高層のホテルの窓から、深夜も道路に連なる車の灯を見るのも珍しく、ロマンチックだった。

我が家の朝はいつも通り早い。翌朝、会場になっている日比谷公園に向かった。不案内な私たちは木立の中を地図を手に人の流れに引かれて、午前の会場になっている公会堂に向かった。私は同じ目的で歩いているだろう人々を眺めながら、時々夫の顔を見上げた。むろん私も夫と同じようにすべてが初めての経験だった。行きかう人々が、どの人もリンとして、すっきりとした面立ちの人であることに私は好感を持ち安堵していた。常識の固まりのような夫がここに来ることで、偏見や不快感を持ったらどうしよう…と内心案じていた私は、まるで外国旅行

（といっても、私たちはその頃外国に行ったこともなかったが）にでも来ているような夫の表情に救われていた。

午前の集会は全国のいろいろな人が壇上に立ち、私たちは最後列の席で耳を傾けた。それまでにかなりの資料や本を読んでいた私は、活字で知っている人々を目にし、声ある人として姿や存在を映像のように観ていた、私の中では、もうチェルノブイリ原発事故はパニックから、静かだけれど強い確信を学んだ史実となっていたので、そこで話される事柄に動揺することはなかった。それよりむしろ、これだけの人がこうして集まっている、このエネルギーや想いをどうしたら多くの人に伝えられるのだろう…といつもの想いにもどっている自分を見ていた。

午前の集会を終え席を立った私は、本当に映画を観終えた時のような不思議な気分になっていた。そして外に出ると、玄関前に美しい女性をみとめた。冊子を手にしているその女性は『まだ、まにあうのなら』の著者、甘蔗さんだとすぐわかった。私は我に返った。写真でも見たことのない人なのにハッキリとそうわかって、小走りに駆け出した。夫を振り返り、小さな声で叫んだ。

「甘蔗さんだと思う!!」

紺の絣《かすり》の上着を着ているその女性の前に立った私は何を話したのだろう…。

「…私、この冊子を全国に贈り続けています。この本のおかげで自分の気持ちを素直に伝えることができました。本当に、ありがとうございます!!」

夢中で、冊子を持っている甘蔗さんの手を握ってそう言った。私の上気した声とは無縁に、甘蔗さんは無言で、まるで牡丹の花のように鮮やかに微笑んでくださった。その気品に圧倒された私は、「じゃあ、これからもがんばります」と夫のもとに慌てて返った。〝全国のいろいろな女性からそう言われているのだろうな…〟なんとなく、子どもっぽい自分が照れ臭かった。もう一度だけ振り返って甘蔗さんの姿を見たかったけれど、その衝動をかろうじておさえた。

胸がドキドキしていた。デモに参集する人で混雑する中を歩きながら幸せだった。

思い思いのプラカードや仮装、楽器を手にする人、僧衣に団扇《うちわ》太鼓のグループ、色とりどりの昇り旗、大漁旗もある。私たちにとって初めてのデモは、リオのカーニバル気分になった。生きることを楽しむために、私たちは原発はいらない、なくても暮らせる…そう伝えたいだけだった。家族三人、行列のどこに入ってもよかった。背広姿の夫。私はお気に入りのブラウスにスカート。原発はいらない――No Nucleusをプリントした T シャツを売っている。

「あれ、買っていい？」

夫は T シャツは嫌いだった。

「いいよ」

私用の小さ目の T シャツを買った。

「これ、理就《よしなり》に着せよう…」夫が言った。

「着る？」

「うん！」

赤いトレーナーの上から黄色い半袖のTシャツをスッポリ着せた。ワンピースのように息子を膝まで隠した。我が家のプラカードができ上がった。四歳になったばかりの息子を真ん中に長い列に入った。よいお天気だった。ゴールの皇居前を目指して、ゆっくりと列は進んだ。

「どこまで行くの？」と息子。

「もうちょっとあるかな？　えらくないよね」「あのね。つまんなかったら、ケンケンしてみない？　ほら、こうやって…」と歩いていると、ふいに夫が声を潜めて言った。

「ほら、あそこの電柱のところを見て…」

「？」

「警察かな？　公安かな。ずっとああやって写真を撮っている…」

確かに望遠カメラで沿道から列を狙って、ずっとシャッターを切っている人がいる。

「ああ、あの背広の人？　記録しているのかしらね。それでどうするんだろう。なんだか、めんどう臭い仕事だよね」

そうして見ると、たくさんの男性が行列を監視している。目つきが歩行者と違うから、すぐわかる。

しかし、私はあまり気にしなかった。今日、ここで私たちを仮に危険分子とみなして、仕事として記録しなければいけない人がいたとしても、彼らだって放射能に汚染され、子どもや孫の健康を脅かされたくはないはずだ。

「文化的な生活のために、あなたの子どもの細胞が少々傷つくことは我慢してください。すぐには死ぬことはありません。死の灰がたまって何億年と管理しなければなりませんが、それも便利な生活のためですから、なんとかなりますよ…」と言われて、「そうですね」と納得する人なんていないはずだもの。

「いのち」ということから考えれば、私たちの列と、あちらの人たちもまったく同じなんだ。No Nucleus は歴史の中で時が明らかにしてくれることだ…。

前後で上がるシュプレヒコールを聞きながら、私たちはここに並んでいることで、全身で「原発を止めたい」と意思表示をした。しかし、息子と二人、実は都内のビルや街路樹、人の風景を見物しながら、家族の散歩を楽しんでもいた。解散の場所まで行く前に、四歳はさすがに退屈になっていた。

「お腹すいたあ…」

自己主張する時は、甘えた声で言う息子。

「そうだよな。さーて、何か美味しい物を食べようか」

私は最後まで歩けなくても、十分満足していた。

「行こう。ここまで来てくれて、ありがとうね。いいお祭りになったよ」

チェルノブイリから二年、母乳のダイオキシン汚染から三年あまりが過ぎていた。春四月、家族で歩いたこの日は、私の中で大きな舞台の本番を終えたような一区切りがついた出来事だった。

講演会の大きな反響

時折のお祭り。そして日常の中の静かな活動。

東京から帰った私は、浜松の仲間といっしょに企画していた広瀬隆さんの講演会の準備に入った。息子を連れて参加しにくかった経験から、託児室を設け若い母親たちにも案内をした。『まだ、まにあうのなら』も贈り続け、その数は八百冊を越えていた。自分の活動と、仲間といっしょに進める企画。私はこの講演会で、玄米、牛乳、小麦粉など常食している物の放射能汚染状況を参加者に知らせたいと考えた。これらの食品の放射能汚染は、チェルノブイリの影響ではなく、世界中で行なわれた核実験によるものと考えられるが、原発が動いているかぎり、この値は日増しに高くなっていくことを伝えたかった。チェルノブイリパニックは日本中に起こっていても、自分たちの毎日食べる物がすでに汚染されている事実を知っている人は少ないと思ったからだ。白米、玄米、牛乳、小麦粉を、京都大学に送り測定を依頼してもらった。

結果を資料にまとめ、参加者に配布するよう印刷物を作り終えた頃、私は自分の体調の変化に気づいていた。つわりだ。けれど私は夫にも仲間にも告げなかった。一年半前（チェルノブイリ三か月後）二人目の妊娠に気づき、早くから診断を受け、心の準備をしていた。その時も重いつわりだった。まだチェルノブイリの問題を知る前だった私は、「子育て」「食」「ダイオキシンと暮らし」どれもが雑然と見通しのないまま模索している最中に、もう一人、命を迎えることに正直ホッとしていた。

〝たぶん、人生って、一つのことを集中して解決して次に進むものではなく、こうして次々に出来事を経験する中で少しずつ整理できていくのではないか。長男の成長を気にしているより、二人の子を両手に抱いて、もっと雄々しい母になろう〟

そんなふうに期待していた。しかし激しいつわりが妊娠四か月に入るある日、パタリと止まった。

〝命が消えた…〟その瞬間、私はそれを悟った。事実、その通り胎児は死んでいた。落胆する私を気づかい、夫は同じ病院の親しい医師を頼んで自分も同行した。胎児は死んだままにしておけなかった。命を迎えることのない処置台に身を横たえ、遠のいていく意識の中で私は必死に消えた命と交信しようとした。

〝どうして私のところに来られなかったの？　なぜ、やめてしまったの？　あなたの意識は今、どこにあるの？〟

何も返ってはこなかった。考えれば長男の時は私の未熟さからの不安で、つわりが始まってすぐの頃から、よく語りかけ、息子の声に耳を傾けていた。ところがその頃の私は、外に起こっていることに心を取られて、新しい〝命〟と意識を交わす余裕もなかった。誕生を望んでいながら、心を向けていたとは決していえなかった。私の声など、今さら届くはずがなかった。処置が終わり、意識が戻ってくる中で、私は自分を包んでくれているすべてに詫びた。

〝私はもう一人命を迎えるかわりに、与えられた問題を解くために自分の人生を使っていきます。私のところに来ようとしていた命に心を配らなくて、ごめんなさい。すでに一人の子を与えられただけで充分です。私はすべての子どもたちのために働きますから、どうぞ許してください…〟そう約束した。

だから、私は三人で暮らすことを承知していた。夫も「これ以上望んだらバチが当たるよな…」と、それ以来、もう一人家族を望むことはなくなっていた。一番、望んでいたのは夫だったのだ。

そして一年半。あの頃と比べられないくらい、私の活動や意識は広がっている…。今のつわりが何を意味するのか、私にはわからなかった。

私は一人、新しい命に話しかけた。

〝もしもし、私としては、自分の子育てだけじゃなくて、どの子にとってもいい環境、昔から変わらずあった自然な環境に世の中が変わっていくために、これからも、ずーっとこんなふうにいろんなことをしていくつもりなの。だから、きっと、あなたは途中で違う人のところに行ってしまうかもしれないね。それでも私は大丈夫よ。あなたが一番幸せになれるところに行って、生まれてくれればそれだけでいい…。私は自分の子どもをたくさん育てることじゃなくて、もうそうするって神様と約束しちゃったからね。約束は破れない…。でも、もし私のところに来てくれるなら、こんな私だけど楽しくやれると思うよ…〟

しかし、夫はすぐに気がついた。

「また、だめかもしれないからね。準備したり、予定を変えたりするのはやめよう。三人家族って納得しているんだから、僕たちの考えが及ばないことは神様にまかせようよ」

私たちは三人で暮らすためのマンションを決め、完成次第、秋にも転居を予定していたのだ。四人では狭すぎて意味がない間取りだった…。しかし、そんなこと、どうでもいい気がした。驚いたことに、何事にも几帳面で細かな計画を立てる夫が、あっさりと言った。

「先のことはわからないけど、まあ、うまくいくさ…」

講演当日は、三百五十人定員の会場が満員になり、断りきれず通路にも、座席の後ろにも立つ人で身動きが取れないほどになった。公的な施設だったため「消防法で定員以上、入場させてもらっては困る…」と叱られたが、愛想笑いをしたり頭を下げたり、ひたすら〝可愛い主婦〟を演じ、係の人に退散してもらったところで、失神しそうになり、慌てて舞台袖に隠れて椅子に崩れ込んだ。深呼吸をしても、開演を待つ間に意識が薄らいでいく。

〝ねえ、お母さんといっしょに、あなたもしっかり挨拶してね。今さら他の人に代わってはもらえないのだから、あなたの初舞台になるのよ、いい？〟

来るか来ないかわからない命に発破をかけた。

〝…大丈夫だょ…〟

そう聞こえた気がした。男の子だ。

どうやら、新しい命は覚悟を決めたらしい。血の気がさしてくるのが自分でもわかった。

開会の挨拶の第一声が自分の声より少し太い気がした。挨拶を終え、広瀬さんをむかえて講演が始まったところで、控え室にころがり込み、私は完全に意識をなくした。

〝挨拶をちゃんとしてくれて、ありがとう…〟

講演のなかば頃、私はやっと意識もハッキリし、会場内の反応を確かめ、講演を聞くことができた。

〝こんな具合にやっていくんだけど、講演会は時々だからいいよね。たいていは家にいるんだし、フルタイム働いている女性に比べたら何もしていないみたいなものだから…〟特に返事はなかった…。

講演会は無事終了した。

講演会の反響は考えたより大きく、玄米にまで放射能が検出される、というデータに不安を感じた人たちからの問い合わせが翌日から日に何件もあった。

「今、玄米を食べるのは危険ですか？　玄米は体にいいと聞いて玄米食をしているのですが」

「牛乳が汚染しているということは母乳はどうなんでしょうか？　粉ミルクとどちらが安全でしょうか？」

「他に特に食べてはいけないものがありますか？」などの他に、

「今の世の中、安全なものなんて何もないのに、特に放射能のことだけ抜き出して言うのはおかしい。そんなふうに脅して、物を知らない人を不安にさせるのはすごく不快だった」という怒りの電話まである。

「広瀬隆という人は人を脅して喜んでいるだけで、何の解決もしてくれないではないか！」と、抗議をするのは主に男性だったのにも驚いた。

「ダイオキシンやPCB、水銀やカドミウム、放射能だけでなく、食べ物はすべて汚染されていると言えばよかったのでしょうか？」

「そう言ったら、皆もっと拒否反応を示すだろうけど、脅すのはよくないと思う」

「事実を知ってもらいたかったのです。脅そうとなんかまったく思っていません。自分を脅しても何もならない…。自分たちが知らないできてしまった結果、こんな食べ物の汚染を招いてしまっていることを知れば、次に何をしたらいいか考えていけると思ったのです。あなたを不愉快にしてしまったのですね」

「愉快な人間はいないでしょ。あんなふうに脅されて」

「不愉快にさせてすみませんでした。でも、私も愉快に生きたいのです。好きでこんなことをしているのではありません。愉快に生きるためなら、事実を知らないでいいとは思えないので講演会もしているのです。私たち一人で終わることがない問題だから、不愉快な現実を少しでも修正していけたらと願っているので、たくさんの人の知恵が借りたいのです。知ることからしか始まらない気がするんです。そして、もし、たとえ三分の一の人でもこんな現実はイヤだと思えば社会は変わっていくと私は信じているのです。だから、力を貸してください…」

講演会に集まった四百人近い人の中には「今すぐ、何かしたい！」と訪ねて来る人もいた。もっと学びたい人には本や資料を貸し、仲間が欲しいという人には、浜松グループの定例会に誘った。『まだ、まにあうのなら』の冊子を贈る活動の機関誌も季刊で発行を重ね、読者から様々な情報が寄せられるようにもなっていた。息子の昼寝の時間を当てた机上での活動が、目に見えて広がりはじめていた。

活動の輪が広がると、今までのリズムが保てなくなることも出てくる。最初に、夜の電話が鳴るようになった。我が家にはテレビがなかったので（これは長男が生まれてしばらくして、私の持っていた古い古いテレビが壊れたのを好機に不要を決めてのことだった）、夕食が終わると、なんとなくゴロゴロ、のんびりおしゃべりをして過ごすのだが、そこに文明音の電話のベルが鳴ると空気が一気に変わる…。それは夫や息子を不快にした。

特に活動に関わることは私にしか関係がないうえに、「了解」ガチャリ…とはいかない。私も不本意ながら返答をして電話が長くなった時、すぐに夫のクレームが出た。

「もういいかげんにして、昼にかけ直してもらってくれ」

電話を切ると夫は言った。

「世の中は自分の都合ばかりではまわっていないのだから、相手のことも考えてつき合えるよう、うちは夜はダメだと断ってくれ。夜は家族の時間だろ?」

正当な申し出だった。私もそんな侵入者はイヤだった。仲間には五時以降の電話はやめてもらうよう頼み、夜間の問い合わせ先は別の人を明記するようにした。

この習慣は、これ以後現在も続いている。私の元気を支えているのは、この「夜の電話お断り」だと言っても過言ではない。昼どんなに忙しくても、頭をかかえる苦悩があっても、我が家には、太古の昔からの夜の弛緩した時間が流れている。家族で、お風呂に入り、布団の中で毎夜一人十五分、息子たちのリクエストの本を読む。

子どもたちが幼い時から、この習慣は私を支えてくれていた。読み聞かせで暗唱してしまった本は三人の血液の中に息づいている。現在は読み聞かせを卒業した長男(彼は中一で家族の寝室から自分のベッドへ自立していった)も、時折好きな本が聞こえてくると、ゴロリと布団に並んでみたりする…。読む声と子どもたちの呼吸の音を聞きながら、互いの体の中に、いのちのリズムを響かせている。たぶんこれが、決して絶望しきってしまわない私の原動力になっているのではないか…。夫の頑固さに守られ、「五時以降は家族の時間」が続いている。

「今度は私がやる番です」

広瀬隆さんの講演会以来、浜松グループの定例会では「原発」や「食べ物と放射能汚染」の話題がよく出された。

「農薬を使えば環境や生態系を破壊するとわかっていても、農協が農薬を使うよう指導していれば、どんなに消費者が望んでも農薬の使用量は減らない。『沈黙の春』がどんなに売れても、加害者は自分たちだと気づかなければ、今の状況はよくならない。自立した生産者が増えないのはどうしてかな？」

「安全な食べ物を食べたいと誰もが思っているのに、みんなあきらめているのかしらね」

「自分の体がおかしくならないかぎり安全だと思っている人が多いからね。そして自分が病気になると人を恨む…」

仲間たちは普段の近所づき合いでは語れない想いを存分に口にした。そして何より嬉しいことは、みんな決して後ろ向きになることはなかった。次に向けての何らかの提案があった。

「安全、危険の技術論より、人の生き方として考えれば、経済や文明よりいのちが大切だと伝わるのではないか」と、『ホピの予言』を上映したり、慶応大学の藤田祐幸さんの講演会を企画し、それぞれが協力した。

どの企画もいのちを視点に、どんな国のどんな文化の人も共感し合える価値観を提示していた。私は一つの企画を終えるたびに、自分の根が深く伸びていくのを感じていた。対立するのではなく、共感できる安らぎを汲み取っていた。

そんなある日、例会の準備で通信を製本している時、Wさんがポツンと言った。

「表示がある添加物はまだわかりやすいけど、農薬もそう、ダイオキシンも表示がない。目に見えないし…。そのうえ放射能の問題まで、どうやって伝えられるのかしら？　何がどう汚染しているかだって誰にもわからないのだから、伝えようがないじゃないねえ…」

声が重く、寂しそうだった。私はWさんを見つめた。

Wさんは、私が浜松に来て一番初めに感銘を受けた女性の一人だった。彼女がいなければ、三方原の農薬空中散布は決して止まらなかった…。それほど、Wさんは粘り強く、踏み留まってその結果を得た人だった。物静かで、決して攻撃的な人ではなかった。科学的で理論家のWさんは学生運動の闘士でもない一人の母親だった。心の強い人だと尊敬していた…。Wさんは私の目を見なかった。横顔が悲しそうに見える…。

〝どうしてですか？　あなたは目に見えないものを、いのちの声に換えたその人なんですよ。どうしたのですか？〟

私の様子を見たTさんが取りなすように言った。

「こんなに次々じゃあ、私たちの気力も続かないわよね。私たちは反対運動の活動家じゃないんだもの…」

Tさんとwさんはずっといっしょに活動してきた歴史があった。私にはわからない時の重さがある…。

「ええ、いろんな時があっていいのじゃないでしょうか。あんなにがんばってくださったんですから、休憩もしないと。昼の次は夜、夜は休養してまた朝が来たら楽しく過ごす。そうしないと病気になっちゃう気がします。私は今こうして、いっしょに学習会をやってもらえるだけで嬉しい…」

それ以上の言葉はなかった。

〝Wさんを悲しくさせているのは何だろう…。活動の中で傷ついたのなら、癒えるまでゆっくり休んでほしい。雑用なら、なんでも私がやらせてもらうから…どうぞ、元気が出るまで、ゆっくり休んでください〟

心からそう思った。

――子どもを放ったらかしにして、あんなことばかりしているから家庭もメチャクチャみたいよ――以前聞いた彼女たちへの陰口が脳裏をよぎった。むろんそんな噂は信じていなかった。けれど〝悲しんでいるのはなぜですか？〟と理由を問えないほど、Wさんは沈んでいた。その姿が私を悲しくさせた。Wさんの言葉が何度も頭に浮かんだ。

「…何がどう汚染しているかだってわからないのだから…もう私たちにはどうすることもできない…」

Wさんの寂しさが私から離れなかった。〝なぜ？〟〝あんなに私に勇気をくれた人なのに…。あの時、私がどんなに嬉しかったか。ダイオキシンの汚染を知った時も、私の中にはあなたたちがいたからこそ、自分を信じられた…。なのに私はWさんに何も返すものがない…〟

私は息子と官舎から足を伸ばして、山道を散策した。小さな神社。くずれかけた石段…額《がく》紫陽花《あじさい》がもう蕾を持っている。もう紫陽花の季節が来るのだ…木立ちの間から空を見上げるとジグソーパズルのピースのように枝に切り取られて、どこまでも青い空がのぞいている。ふいに涙があふれた。

〝Wさんは全力を傾けて一つのことを成し遂げたのだ。それなのにまた、放射能の問題が起きて、自分を奮い立たせられなかったのだろう。そんな自分が辛かったのかもしれない。彼女が農薬のことで力を尽くしてくれたように今度は私がやる番なんだ。私は絶望はしていない。いのちの力を信じている。あきらめるのもイヤだ。何が汚染しているかわからないならわかるように自分の手で測ればいい。大学や遠くの人に頼らず、自分たちの手でデータを知り、それを必要な人に公開していく。その中で見えてくるものが必ずあるはずだ。Wさんのかわりに私のできることをする…それが私にできるWさんへの恩返しなんだ…〟

息子がフッと走り出した。なだらかな山道を小さく走りながら、私は体の中を通りすぎた風を感じていた。

私は浜松グループのメンバーで原発問題に長く関わっている人に相談に行った。彼は「空散」の時、市役所に同行したメンバーでもあった。

「まったくの素人でも放射能汚染の測定はできますか?」

「ああ、僕でもできるよ。東京では女性もやっている。器材さえそろえば、測定はコンピュータが解析するだけだから、スタートの設定を京大の友人に頼めばあとは簡単だよ」

私は自分の意志を伝えた。

「いいんじゃないの。いっしょにやりましょ…」

気負った決心をしてきた私が拍子抜けするほど、簡単に話は了解された。

「測定室開設までの準備は私がやりますから、資金が集まって具体化できるようになったら、技術的な面を担当してください」

わずか五、六分の会談だった。Wさんたちのあとに続き、それぞれが気づいたことを自分のできる範囲で解決する努力をすれば、Wさんの悲しみも癒える気がした。

〝Wさん、今度は私がやる番だと思います。やれるだけやってみます…〟

自分たちの手で放射能の測定を

つわりもおさまり、新しい命が我が家三人を品定めしているのか、静かに息づいている。初秋の九月、私は自分の意志を浜松グループの仲間に伝えた。

「自分たちの手で測定できるようにしたい…」

特に誰も何も言わなかった。大賛成や激励の言葉もないかわりにS妻が簡単に言った。

「チラシができたら、ちょうだい。協力するよ」

仲間の協力や了解を求めるための報告でもなかったので、一人で準備を進めた。設立出資金を募るための呼びかけ文を作り、『まだ、まにあうのなら』を贈る会の会員（その時点で会員は三百名を越えていた…）をはじめ、今まで自分の活動で知り合った人々に手紙を出した。

そんな中、私は三十五歳の誕生日を迎えていた。

「一人っ子と思っていたのに、人生ってハプニングの連続ね。この年になって出産する人っているのかしら?」

「別に珍しくもないよ。僕はお袋が三十八の時の子じゃないかな?」

「フーン」

「今度は、うちで産めば…?　手伝えるしね」

「それもいいね。みんなでいられるし、頼んでみるよ…」

家庭はあい変わらず、のんびり進んでいる。夫のペースで進んでいるかぎり、我が家は安泰だった。私もたいていのことは、どのようでも気にしない人間だったから、夫のペースは気軽だった。

私たちは長男と同学年の子たちの大半が三年保育の有名幼稚園に入園した頃から、官舎に暮らすことの良否を含め、我が家流で暮らすことを選んでいた。ごく近くの官舎だけで長男と同学年の子が八人もいた。同じ敷地内にある官舎だから、子どもを叱る声から、風向きによって、ラジオやテレビの音も聞こえてくる。子どもたちが二歳を過ぎると（長男は二月の早生まれのため、他の子よりぐっと幼い…）官舎の前にはスイミングバスが止まり、幼い子らが通いはじめ、三歳になると幼稚園情報が飛びかい、申し合わせたように同じ幼稚園の手続きを取った。私たちは「三歳じゃあ、まだ社会時間で生活させるのは早いよね…」と、親の考えで入園を見送った。園の教育方針とかそんなむずかしい理由ではなく、ただもう少しのんびりしたい、させたいというだけだった。

ところが新居に移ってしばらくすると、四歳半の長男が言った。

「母さん、僕が幼稚園に行けないのは幼稚園カバンがないからなの？　僕も幼稚園に行きたいな…」

新居のまわりには幼い子は少なく、階下の女の子は長男と同学年だったが、幼稚園、おけいことほとんどいっしょに遊ぶ時間もなかった。私は苦笑した。官舎にいた時、〈パンクラブ〉のメンバーの子らが二年保育の幼稚園に入るから…と誘われた時、「僕はいい。行かない…。行きたくない」と長男がハッキリ言ったのだ。あれから八か月、長男の中に、行きたい…という意志が芽生えたらしい。

「幼稚園に行きたいんだ…。じゃあ、父さんに話して行かせてもらおう。その前にどこの幼稚園がいいか二人で見に行ってみよう…。探検隊、出発…」

歩いて五、六分のところに私立の幼稚園、子どもの足で三十分くらいのところに市立の幼稚園があった。遠くの幼稚園にバス通園させる気はなかった。

「一つはここだよ」

園舎が外から見えないようにか、安全のためにか道路から奥まったところにあるその幼稚園には高い塀がめぐらしてあった。塀には子どもの絵が一面に描かれている。門の前に立って長男に示した。私立の名高い幼稚園。

「ここはイヤ」

「そう、じゃあ、次ね…」

私も高い塀がイヤだったので内心ホッとした。二人でトコトコと歩いてゆくと市立幼稚園が見えた。

「あそこだよ」少し息が弾んでいる。私が指さすと、長男は一人で走り出した。

「みんないるよ。入ってもいいの？」

門の前で私を呼んでいる。門に着いた私に息子はたたみかけた。

「中に入ってもいいの？　誰にお願いするの？」

園庭では子どもたちが遊んでいた。昔ながらのブルーのスモックが三十年前の私が着た園服にそっくりだった。

「ここでいいのかな？」

「うん」

「入ってみる？」

「うん…」

こうして十月一日、入園日も本人が園長先生と二人で決めた。測定室もいつか始まる…あと二か月すれば弟も誕生する…という時に、長男は秋風に乗って社会に出発していった。本当に一瞬の風が吹くように、幼子から園児に転身していく長男が、目映いばかりの少年に見えた。

長男の入園も突発事項、まったく無計画に進行したが、測定室も詳細な見通しがあったわけではなかった。

はたして設立賛同人が何人集まり、いくらお金が集まるのか、何の見通しもなかった。呼びかけには一口五千円から寄附を受け、設立賛同者（会員）には十検体まで無料で測定する他、全測定結果を通信で知らせる…という条件以外は、測定室の開設予定日すら明記していなかった。今考えれば、このような無計画な提案は誰から見たって相手にされないだろう…と自分でも恐ろしくなるほど、無謀なものだった。

しかし、私は心から願っていた。

〝絶望じゃなく、希望にかえていくために、この手で未来を開きたい〟〝未来は自分の手で創っていくことを一つ一つ確認したい〟

多くの母親たちに気づいてもらいたかった。子どもたちを競争馬のように走らせることに夢中になる前に、自分たちがしなければならないことを知ってほしかった…。子どもたちがどんな能力を持っていても、健やかに暮らせる環境がなくなってしまったら、泳げたって泳げる海がない。お金を儲けたって飲み水もない…それより健康な体と心がなかったら…子どもたちは誰と幸せを分かち合えるというのか…。もうこのへんで自然の流れにもどりたかった。

設立の呼びかけが誰の手を介して、どのように伝えられたのか、いまだに私は確かめたこともないが、車が坂を滑り出すようにすべてが動いていった。

私が自分で呼びかけ文を投函してから一か月後には、設立資金第一号が口座に振り込まれていた。そうした人々は県内だけでなく遠方の人も数多くあった。自分で呼びかけていながら、夢ではないかと現実を疑った。そして何より、驚く事件が起きた。四十二万円と書かれた払込通知書が届いたのだ。

間違いにしてもこんな大金、早く返金しなければと一人であせった。

「ねえ、どうしよう。助けてよ…」

お腹の中の子にお鉢を回した。電話をかけても通じない。うーん、もう。住所は市内になっている。女性名。もしかしたら、つながりの広いWさんやTさんならその人を知っているかもしれない…と問い合わせた。やはりよく知っている人だという。それも私の住まいからすぐ近くの病院に勤めていて、勤務中でも会えるということだった。幼稚園から帰ってくる長男を待って私はバスに飛び乗った。その人がお金を振り込んでから、私のところに通知が来るまで少なくとも一、二週間はたっているはずだ。〝郵便局に行っていたら間に合わない〟そう思って、その女性《ひと》の職場に急いだ。聞いた通り訪ねると、白衣を着た本人が現われた。

「あの、測定室を立ち上げたいとお願いした馬場です。お金を振り込んでいただいたのですが、金額が間違っているのではないでしょうか? あの…あんなにカンパしていただいても、あのお金はお返しできる見込みはまったくないのです。測定室を運営するだけで、きっと何も残らないと思うので…」

「ああ、あなたが馬場さん? 可愛い人ね。間違いじゃないのよ。三百万じゃ、集めるのもたいへんでしょ。いいの、いいの。亭主も了解ずみだし、そのために働いているんだから。あれはうちのボーナスだから、生活に困るわけじゃないのよ…」

「でも、あの、お返しできないのに、あんなにしていただいても…」

「何言ってるのよ。あなたが自分で使うわけじゃないじゃないの。いいのよ。お互い様よ。とても大切なことだと思うよ。食べ物は大切なものだもの。それでみんなが測定できたら素晴らしいじゃない。そのためにカンパするんだから、返してほしいなんて言わないから、安心して…」

「……」

「わざわざお手数かけちゃったわね。がんばってね。楽しみにしているわ」

彼女はさっさと廊下を去っていってしまった。私の涙を見ないようにしてくれたのかもしれない。私は人通りの少なくなった病院の外来の廊下で息子の手を握り締めた。足が震えた。

「いいの、いいの。そのために働いているんだから…」

そのためとは何のためだろう…。面長の奈良岡朋子さんに似た菖蒲《しょうぶ》のような女性だった。彼女の声が何度も何度も胸に響いた。バスに乗ってからも、彼女の声が甦った。そのたびに、涙がこぼれそうになった。

〝私が働いていて、反対にこんな見ず知らずの人間の呼びかけに自分のボーナスを差し出せただろうか？　私はそんなこと、考えもしなかったにちがいない。なんという人がいるのだろう。このお金は返すことなど期待されていないのだ。だったら、彼女は何を期待していてくれるのだろう…〟「お互い様」だと彼女は言った。全然、お互い様になっていない…だって私は何もしていない…。もらったものの大きさに私は震えていた。金額じゃなかった。彼女の生き方が一瞬にして私の体の中を駆け抜けたのだ。

〝あの人のためにも、一生懸命、伝えていこう。お互い様になんて一生なれないだろうけれど、もらったものに応えるためには、私が誠意を返していくしかない。私の生き方を通して応えていくしかない…〟

こうして振り込み第一号からわずか十八日間で器材一式を揃えるのに充分なお金が集まった。むろん、全部新しい物品を買う必要がないほど、各方面から物資の現物カンパも多く寄せられた。奇跡だと思った。

呼びかけてから何か月かたって足りない分は、夫に説明しなくていい結婚前の貯金を当てようと思っていた。夫に出してもらうつもりはまったくなかった。しかし自分の貯金を出す必要もなかった。

「あと、事務所を探すだけで測定室が始められそうよ」

「うちからはお金を出さなくていいのか?」

「いいの。私は自分の人生を差し出しているから…」

「いつも大袈裟だな。なんでそう芝居のセリフみたいなことを言うんだ?」

「だって、メリハリがないとつまんないからね。自分に発破をかけてるの。そうでもしないと、主婦だるみしてしまうからね」茶化しはしたけれど、正直なところ、かなり本気だった。

こうして出産予定日の九日前の一九八八年十二月十九日、「浜松放射能汚染測定室」が開設した。チェルノブイリの影響がヨーロッパからの輸入食品から検出されるなど全国的な反原発運動の高まりもあって、私たちの測定室は「一市民（それも主婦）が立ち上げた自主測定室」ということで話題を集めた。

事前に取材の申し込みが殺到し、テレビ、ラジオ、新聞など、毎日一社ずつ取材を受けた。出産間近で、取材を受けるのは面倒だったけれど、この報道で、食べ物の汚染や放射能のことを知ってもらう機会になればと、おつき合いした。たいていは、ピントのずれた質問や、記事の文章が私の言葉と違う過激な表現に変えられていたりでドッと疲れたが、それでも、四人に一人は感性のいい若い記者さんに出会えるのは嬉しかった。ということで次男はお腹の中から取材づくめ、出産前日も妊婦顔の写真が新聞に載っている。

私は一年前に自分に課した一日一時間の活動を出産前日にも果たしたが、予定していた自宅産は、土曜とクリスマスに浮かれて外出したため、破水してしまい、そのまま助産院に入院となり断念した。まるで犬の仔が産まれるように、長男、夫の立ち合うなかで、次男は測定室に遅れること六日で誕生した。

長男が整然とした姿で誕生したのに比べ、次男はまるで宇宙人のように手足が長く、頭ばかり大きくて顔も皺だらけ…。夫と顔を見合せ、互いの想っていることに苦笑した。〝見られるようになるのかしらね…〟

親の想いとは別に、長男は生まれたばかりの弟のそばにかがみ込み、顔をくっつけるようにして言った。

「赤ちゃん、よく来たね」

一九八八年十二月二十五日、私は測定室と次男という双子の子育てを始めることになった。

転機

出産の翌日、私は助産院の部屋で、『浜松放射能汚染室だより』第一号の原稿を書き終えた。三日間の入院中に会員の宛名を書き、資料も読んで整理した。他の人に頼んでもよかったが、私は何かしていた方が楽しく過ごせた。それに自分との約束、「一日一時間、毎日」というのも健康なかぎり途絶えさせたくなかった。

こうして全国でも珍しい主婦が立ち上げた測定室のことが報じられると、私の生活はまったく変わっていなかったが、社会的には「反原発の闘士」と認定されたようだった。時々電話の調子がおかしかった。次男をベビーカーに乗せて長男を迎えに行く時も、電柱のかげや、マンションの植え込みに男の人が立っていることがあった。監視されているのだな、とは思ったが、平気だった。私が何を考え、なぜそうしているのか、注視してくれる人があるなら、きっとその人の心に〝生きる〟ことが届くにちがいないと思った。私には隠さなければいけないことなど何もなかった。

「こんな可愛い人妻の担当になった人はラッキーよね」と冗談を言えるほど、暮らしは落ち着いていた。夜泣きは続き、一時間ごとに起こされて体重が激減しても、私は元気だった。測定室の測定作業はパートナーのH氏がすべて担当してくれたし、測定室から見えてくる輸入品の汚染、チェルノブイリの様子、全国の放射能測定の動きは私にさまざまなことを教えてくれた。仔牛の飼育用ミルクの汚染、ソ連からの汚染ピートモスの輸入、国内産干シイタケの汚染…それらが自らの手で明らかになっていく。情報や知識が蓄積され、より視野が広がった。私はこうした研究室のような作業も嫌いではなかった。

新生児の育児をし、幼児の世話、家事、そして土・日は夫のガールフレンド兼妻、そして「測定室」。その毎日だったが、測定室の準備の段階から、報道関係者と会うことも多かったため、そうした記者や担当者の中には「放射能や原発のことはまずいが、他の生活や環境問題について書いてほしい」と依頼してくる人も出てきた。私はその流れも受け入れた。

官舎を離れる時に〈パンクラブ〉は後任の人と交代していたし、出産をはさんでいたため、食べ物の生産者との交流もできないのは仕方がなかった。しかし、ビン牛乳を開発するために息子と二人、牧場を回ったり、国内産小麦を求めて必死に動きまわった五年前が妙になつかしかった。測定室も順調だった。新聞に名前入りで原稿が載れば、またそれを見て仕事が来た。仲間たちは「いのちのことが伝わるいい機会になるし、どんなことでも人の意識を変えるチャンスになればいいんじゃない。誰でも原稿を書けるわけじゃないもの…」と励ましてくれた。そして収入になれば、それをまた活動や、全国の市民活動と交流するための会費にも充当することができた。

何もかも〝順調〟だった。社会につながっていないわけではなかった。それよりむしろ、日に日に情報が集まり、主婦の知識をはるかに越えようとしていた。だけど、これでいいのだろうか？　このまま活動を続けていけば、子どもたちが育つ環境がよくなっていくのだろうか？

変化は外から訪れた。

測定室の開設から一年が過ぎたある日、夫に転勤の話が持ち上がった。夫が所属する科の教授が亡くなって人事が一新され、夫には静岡市の国立病院へ翌月の一月一日から赴任という辞令が下った。「一生助手でもいいから、大学で今の患者さんをずっと診たい」という夫の願いが聞き入れられるほど、大学でのポストは多くなかった。一時は学生時代から登山で親しんだ北アルプスの診療所へ行くことも考えた夫だったが、結局は静岡行きを決心した。

赴任の期日は夫のたっての希望で四月一日で了解された。四月には長男の小学校入学もある。決心すると夫は言った。

「おまえが浜松にいたいのなら、オレが静岡まで通ってもいいよ。小学校の入学もあるし…」

私は先のことは何も考えていなかった。

「ウーン。人生の時間を通勤に費やすのはもったいないと思うわ。あなたがそうしたいのならかまわないけど。測定室はきっとあとをやってくれる人がいると思うから大丈夫。私しかやれない…なんてことは何もないもの。いろんな人が関わることも大切だと思うしね、きっと、私は静岡でゼロからやってみる必要があるから、こうなったんだと思うの。あなたがイヤじゃなかったら、私はいっしょに行くわ…」

何も案じていなかった。測定室は一年たち、やるべきこと、やれることがほとんど見えていた。測定作業はずっと信頼できる男性が専門に担当してくれていたし、事務局を頼める人の顔も見えていた。

「だけど、ここまでやってきたんじゃないか。これからという時にいいのか?」

「いいのよ。やることが何もないところに行ったら、有閑マダムをするのも悪くないと思っているの。結婚してからずーっと、こんなことばかりしてきたんだもの。誰も私を必要としてくれなかったら、美容院に行って、美術館に通ったり、芝居を観たり…。静岡は市民活動もずっと進んでいるから、安全な食べ物も手に入るらしいし…。自分の創ったものにしがみつくつもりはないの。やるだけやったんだもの。あとは必要なら、それを使ってくれる人がいたらいい。泣きながらやってきたことは目に見えない財産になっていると思う…」

明かりを消した床の中だから、落ちついて話せた。本当は何も考えてはいなかったけれど、そう言ってしまうと、そんな気がした。安心して私は夫の腕枕で眠った。

それから三か月。

「測定室」の引き継ぎや転居の準備をしながら、私は運命のあと先を見ていた。食を通して何も知らない自分を認め、望月さんに出会い…自らの手で食べることを始めた…子育ても、活動も測定室も…すべてが順調になった時、私が感じたものは何だったのだろうか?

それは、暮らしと直結した活動から「放射能汚染」に限定された活動に変わり、時間を割いているのは原稿を書いたり、仕事の依頼をこなすことばかり…。まるで机の上の人間になっている自分…。そして新居のマンションに移ってみると、トイレに入るのにも台所に立つのにも電気を付け、風呂に入れば換気扇を回している。生ゴミは市の回収に出して燃やしている…。米の研ぎ汁を美しいキッチンに流している自分も気に障った。生活に〝いのちの風〟が吹いていなかった。

確かに市民活動では私が望んだ通り、仲間は共通の知識があり、社会に対して働きかけ、みんなで創ろうと考える人に恵まれていた。

けれど、目を転じてみると、行きかう人、幼稚園の父母たち、近隣の人たちは本当に〝いのちの循環〃を大切に考えているのだろうか？

私が願った、いのちそのものを脅かさない健やかな営みがなされる社会を創るために、今、私のしていることは何かの役に立っているのだろうか？

自分の名が売れたり、原稿の依頼が来てお金も稼げる…そんなことは私の願いとはまったく関係のないことだった。私は特別変わった人にはなりたくなかった。特別の人が考える問題ではなく、生活する人が自分で考え、どう生きたいか選択して、それを未来の形にしたかった。私は〃世の中のことは私事ではない…〃と思っている人にふり向いてほしかった。

スーパーに行く時、子どもに本を読んであげる時、台所で…、いのちの物差しで考えることができれば、行政も政治も、社会も変わる…私の願っているのはそれだった。

測定室や新聞記事では、お母さんたちに伝わらない…。

静岡行きはゼロからやってみるチャンスだと思った。

どうやって、何をすればいいのか。私にはわからなかった。でも、私が浜松で出会った人々、経験、悲しみ、喜び、与えてもらった愛情、見守ってくれた仲間の友情。それらすべてが私の中にしっかりと根づいているのを感じていた。不安はなかった。私の中に〃いのち〃を掘りおこすことを続ければ、生活の根底から気づいてくれる人々に出会えるにちがいない…そう信じられた。

一九九〇年三月。

卒園する長男と一歳二か月の次男の三人で、三方原防風林の松並木を散歩した。三年前まで松喰い虫の農薬空中散布が行なわれていた、その場所だった。

「よし君、幼稚園からお弁当を持って、よくここでお昼を食べたよね。ここはね。よし君が生まれた頃は誰も入れないくらい、松や草がいっぱいで松はみんな枯れかかっていたんだよ。暗くて怖い誰も入れない林だったの。でもね、WさんやTさんが『農薬で虫を殺さないで』って一生懸命お願いして、長い間がんばってくれたから薬を使わないで、木の手入れをして、ここが公園になったんだよ。虫も安心して住めるし、よし君の幼稚園や初生《はつおい》小学校の子も、まわりに住んでいる人も、みんなが農薬を吸わなくてもよくなったのはWさんやTさんのおかげなのよ。どうしてここが、こんなに素敵な公園になったのか、誰も知らなくても、お母さんとよし君は知っているんだよね。母さんは、忘れない…。大事な、大事なことをしてくれた人がいたことをね。よし君が大人になって浜松に来ることがあったら、思い出してね。この公園でお弁当を食べたこと、WさんやTさんが公園を作ってくれたことを…」

足もとで松葉がやさしく音をたてた。浜松の土がそこにあった。浜松での八年…。望月さんの声、笑顔。ダイオキシンに崩れ、うずくまった日。甘蔗さんの姿…四十二万円の重さ…それらを一生かけて誰かに、何かに返していこうと思った。春の訪れる前の松林は、まだ肌寒かった。この子らが私たちのもとに来たのも浜松…。私はこの地で母親となった。

いのちをつなぐ者、名もない普通の母親が、世間や噂に縛られず、自立した意識を持つ時、必ず世の中は変わる。

浜松の特別な人々（意識も高く、知識も情報もしっかりと見極め、自分の足で歩いている人々…）の中だけではなく、大海原で自分を試してみたかった。もう一度、しっかり生活を踏みしめて、生活の中に根を張りたい。

私は浜松を発つ前に、手書きのカードを作った。


私を許し、見守り、育ててくださった皆さんへ
私は皆さんに出会い、多くのことを学びました。

苦悩しながら、芽を出し、根を伸ばしてきました。

そして仲間という蕾をつけ「測定室」という花を咲かせるまでに育てていただきました。

私はタンポポの根をここ浜松に張り、黄色い花を咲かせ、また一片の種になって春の風にのって静岡に飛んでいきます。

私のいのちの根が、しっかりと大地に根づいているとしたら、
いつの日か、静岡の街で
また黄色い花を咲かせることができると思います。
いつ、どこにあっても、芽ぶく、生命でありたいと思います。
その生命の力を教えてくださった皆さんの後を
一生かけて歩き続けます。

一九九〇年三月　馬場利子

三十六歳。浜松の仲間の中で一番若く幼い私の旅立ちだった。

4

暮らし発、
　未来へ

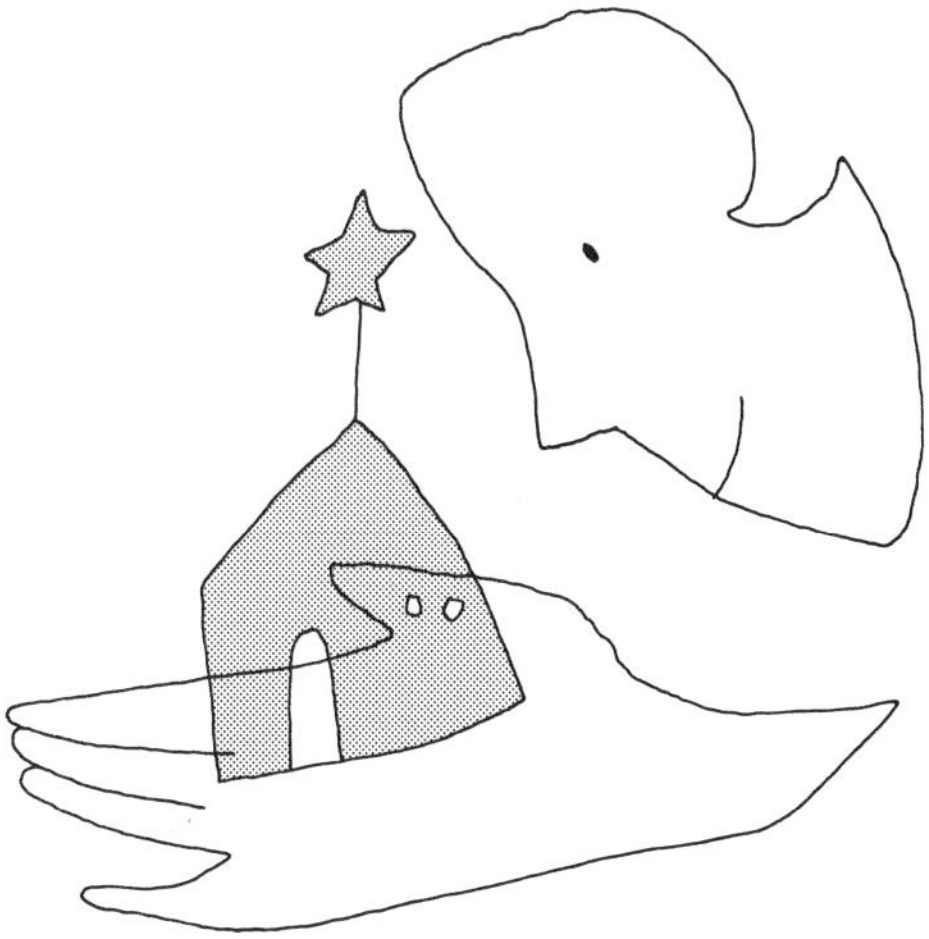

一九九〇年四月、静岡へ

長男六歳。次男一歳三か月。

日本はバブル経済全盛期に向かおうとしていた。回りはじめた経済中心の歯車は、人々の漠然とした不安など見向きもせずに〝今しかない人々〟によって速度を増して、きしんだ音をたてて止まるキッカケさえなかった。

まったく新しい土地で〝なぜ？〟〝なぜ？〟をくり返しながら周囲の人々の心を眺めていた。長男が小学校に入学したこともあって、社会の決め事は不思議なことばかりに感じられた。その地域では当たり前に行なわれていることも滑稽だったり、理解できないことも少なくなかった。多くの人は、私がかつてそうであったように〝世の中はおのおのその仕事に関わる人がうまくやってくれている〟と単純に信じたがっているように見えた。そのくせ、人が信じられず、お金や学歴、評価を求めて競い続けている。自分で納得したり、満足することより、他人や社会が決めてくれる価値評価をいつも気にしている。価値の基準がお金であったり、学歴であったり、役職であるために、本来道具であるはずのそれらに振り回され奴隷のようにかしづき、いのちや自然に対して無関心になっているのではないか…。誰かが決めたことをその通り、修正することなく遂行することに熱心な静岡の人々の特性は、徳川三百年に築かれたものなのだろうか…などと推測したりした。

静岡では一人の市民としてできることをゆっくり探そうと思っていた私だったが、「浜松放射能汚染測定室」の会員でもあった先輩に「チェルノブイリ救援の窓口をやってくれない？」と頼まれ、転勤後二か月で「チェルノブイリ救援・静岡」をスタートさせた。頼まれるとイヤと言えないのが私の長所であり、弱点でもある。ただ、チェルノブイリの子どもたちに汚染のないミルクを飲ませたい…それだけの理由で引き受けた。

チェルノブイリから四年。現地の被害がようやく明らかになりつつあった時だったため、全国的にも東京に続く二か所目くらいの窓口は目新しく、環境問題や、いのちに関心を寄せる人々の協力で一年で二百三十万円を現地に届けることができた。グループで活動する気持ちもなく、アースデイには次男と二人、繁華街に立つと、募金箱には次々とお金が寄せられた。協力してもらった人々への報告のため『チェル救・静岡ニュース』を編集し、会計報告だけでなく、浜岡原発の小さなトラブル事故や全国の原発関連の記事も心がけて詳しく載せた。チェルノブイリ救援活動を、かわいそうなソ連の子どもたちの話に終わらせたくはなかった。明日にも私たちの住む町が同じように汚染現地になる可能性があること、原発はいのちと共存できない…それを伝えるために、写真展やチェルノブイリの子どもたちの絵画展も主催した。この流れの中で、たくさんの新しい人、いのちを感じ合える母親たちとつながることができた。

〝食べること〟については、転勤してすぐ、静岡の先駆的な共同購入グループの会員になった。市民活動も活発に行なっているそのグループの名は、浜松にいる時から聞いていた。家の近くのポスト（拠点）を紹介され、週一回そこにベビーカーを押して購入品を取りに行った。むろんそれでは賄いきれないため、生協にも行き、無農薬野菜を取る会にも入った。

しかし、他人まかせで届く食べ物でいのちを紡ぐ生活は、たとえそれが安全な食べ物であっても、私には味気ないものに感じられた。作る人が見えない（知らない）食べ物は、気の流れない物質のように重く感じられる…。共同購入で届くきれいにビニール包装された大手メーカーの豆や菓子…。〝どうしてこれなの？〟とわからないことが重なった。

浜松で結んだ私と生産者の絆が、私の中にはまだ熱いままあった。〝このままではいのちがひびき合う食べ方はできない…〟まだ次男は一歳半だったけれど、私は一会員としてただ食べるのではなく、自分の育ててきたものを静岡の人々にも紹介しながら、できることを分かち合おうと運営委員会に出かけていった。便利に安全なものを食べることに私は何の興味もなかった。食べる、ということは、いのちを自分の一部に引き寄せることからしか始まらない。自分の気持ちが流れない食べ物は、単なる栄養素にすぎない。私はそれでは満ち足りなかった。

三百世帯をカバーし、市民活動の拠点でもあるそのグループは、大きな事務所だけでなく、気持ちのいい女性たちが運営委員会に集まっていた。私は安緒し、そのグループにない生産物の作り手、食品を次々に紹介した。今までなかったものは喜んですぐに採用された。私は、そこで扱うものについて疑問があると、質問をくり返した。生産地の見学会には家族で参加もした。神田精養軒の望月さんを招いて「食卓は創造の場」と題して講演会も企画した。望月さんに、私の新しい暮らしの場を見てもらいたかったことと、共同購入に関わる人々だけでなく、食べ物といのちを結ぶ担い手である女性たちと、その出発点を共有したかったのだ。

こうして、私は一年足らずの間に多くの女性たちと知り合い、共感し合う日を重ねていった。しかし、どうしても通り過ぎられない出来事が点々と起こった。その一つが牛乳だった。なぜパック牛乳なのか…それも不満の一つだったが、ノンホモ、パスチャライズであるけれど、牛舎を訪れ、現地交流会に参加した私は、このグループで扱っている牛乳が私の求めた自然乳(牛が少しでも幸せを実感できる環境の中で暮らしていること)ではないことを悲しく認識した。牛乳にも特別の思いがあったからだ。

浜松にいた時、長男が母乳を離れて牛乳を飲むようになった頃、牛の飼料に配合される薬剤の問題や乳質、殺菌法の違いによる原乳成分の変化について知り、安全で良質な牛乳を求めて酪農家の牛舎を訪ね歩いた時期があった。その頃は、浜松近郊には酪農家がまだ点在していた。良質な原乳でノンホモ、低温殺菌、ビン牛乳が欲しい…そう思って動いていた時、牛乳パックを捨ててしまうのはもったいないから、パックの回収をしようという運動が起こっていることを知った。

〝なぜ、回収なの？　リサイクルしたって木は切られるのに…〟私は幼い長男を連れて上京し、盛り上がる議論に一人、水を差した。

「牛乳パックを回収しても一日に何百本（実はその時は勉強不足で正確な数を知らなかったのだが、本当は一日百本どころではなく、高さ八メートル、直径十六センチの木が日本の牛乳パックのためだけに六千八百本切り倒されている――平成三年全国牛乳パック連絡会調べ）の木が切られることを止めることにはならない。せっかく、メーカーも消費者も集まっているのだから、もう一度、ビン牛乳に戻る話し合いをして、牛乳を飲むために木を切らなくてすむようにできないでしょうか？」

そう提案した。それに対しメーカー代表からは怒りを含んだ声音で答弁がなされた。

「時代錯誤ですよ。都市に集中する消費地に遠い生産地から運ぶには、ビンは経済的ロスが大きくて、現実としてまったく不可能な話だ…」

私の提案は一笑に（もしかしたら一怒かもしれない）付された。この時「資源の循環」と言いながら、こんなに大きく隔たってしまう議論のあることを痛感した。

私は「時代」と「経済」に一掃された自分の提案を胸に納めて帰り、ビン牛乳を作ってくれる会社を本気で探し歩いた。大きな流れ、大企業にはできなくても、そんなに無謀な論理には思えなかったのだ。

住まいに近い牛舎を訪れると、その臭いにまず足が止まった。つながれた牛の背や腹には糞が乾いて付き、し尿の臭いが漂っている。弱りはて立っていることも大儀で縄にぶら下がるように座り込んでいる牛もいる。

「母さん、臭いのイヤだ。帰ろうよ…」

長男が尻込みをする。そういう牛舎には大手メーカーがミルクの回収に来ている。それでも、まだ地元の小さな牛乳メーカーに出している酪農家の牛は、こざっぱりとしているように見えたが、のんびり草を食む健康な牧場風景はどこにもなかった。立ったまま、ただ乳を作るだけの装置のように牛が生きていた。もちろん、輸入の濃厚配合飼料で育てられている。一滴でも多く、一パーセントでも乳脂肪の高い乳が求められるからだ。

〝現実を知らないから、こんな夢を見るのだろうか？〟〝私は理想論を言っているのであって、現実のものになるのは不可能なのだろうか？〟

何軒も牛舎を見ながら自問した。私たちは、こんな殺生をして牛乳を飲んでいるのだ…。私たちのしている殺生は、人が生きていくために野生の鹿や猪の命を食べた自然界の殺生とは比べものにならない非情さを含んでいた。生き物をこんなふうに扱っていいのだろうか？ こんなことを牛に強いて、安らかで栄養のある乳が得られるはずがない。

健康な牛の幸せを分けてもらうのでなければ、牛乳がなくてもいい…。そう思って、あえて牛乳を飲もうと思わなくなった頃、浜松から一時間足らずのところにある「デンマーク牧場」に行きついた。

山あいに広がる放牧場。広い丘陵地に牧草を食む牛が点々と遊んでいる。牛の世話をするのはキリスト教系の関係者と場内の施設に暮らす子どもたち。その原乳を地元メーカーが全量ビン詰めしてくれるという。九〇〇ミリリットル三百四十円。市販の牛乳の倍の値段になる。それなら飲む量を半量にすればいい。私は役委員をしていた地元の百貨店の消費者役委員会議で、系列スーパーでこのビン牛乳を扱ってくれるよう提案した。必ず私がまわりの人にこのビン牛乳のことを伝え、買い物の流れを作るから…と依頼し、それを実現した。毎日決まった量を出す牛の乳を消費するためには、〈パンクラブ〉の少人数では足りなかったこともあるが、共同購入という限られた場ではなく、欲しい人なら誰でも手に入るシステムを実現したかったのだ。

安全で幸せを感じられる食べ物を求めている人は、為政者や流通業者が考えているより、はるかに多いと私は信じている。基本的には誰もがそれを望んでいる。十万円のブランド品一つを競って買うのに、食べ物は一円でも安ければいい…と思っている人が万一いるとしたらそれはそう思い込まされているにすぎない。一人一人が自分の頭と心で立ち止まって考えたら、心と体は優越感より平安を求めていることに気がつくはずだ…。共同購入や世の中の人々を見つめながら、私はそう信じてきた。だから一円でも安い食べ物ではなく、何も知らなくてもその食べ物を食べれば生命が幸せに満たされていく、そういう糧が店頭に次々と並ぶ社会を私は夢見ていた。

ビン牛乳はこうして一般のスーパー、百貨店に並び、必要な人に届き、お店としても充分売れて私の夢は一つ実現した。

この同じ牛乳を静岡でも飲めないことはなかった。健康食品店まで自転車で十分走ればよかった。しかし、店頭の値段を見て、私は再び健康食品店に足を運ぶことはしなかった。お金のある人が健康なものを食べる…。お金をかけられる人しか食べられない食品にくみするのは私はイヤだった。

かつて神田精養軒の望月さんは、私たちが一家で上京し工場見学を終えた時、夫にこう話された。

「これだけの材料を使って作っていると、ほとんど利益がなくて、経営者としては辛いところなんです。パンでは儲からないのでお菓子で補ってやっとです」

「そうでしょうねえ…」

「あの、もう少し高くてもいいのではないでしょうか？　無農薬のライ麦を使い、自家種や国産小麦を使って他のメーカーと同じ値段である必要はないと思います…」私の正直な気持ちだった。

「だけど、うちで作っているのは贅沢品じゃない。毎日食べるものが高くて食べられない人がいるのはおかしい。いのちの糧を作っているんだから誰でも食べられる値段じゃなきゃ…」

その一言はその後の私の物を見る基本になっていた。「特別な人ではなく、誰でも望めば手に入ること」

私は現地交流会と産地見学から帰ると、乳牛の飼育のされ方、飼料容器について、現行を見直せないか質問をした。

「他にいい牛乳や、いい方法があるかもしれないが、この牛乳を商品化するまでの経緯もあるし、他のグループといっしょに開発したのだから、変更はできない」

職員の回答はそのグループの歴史や取り組みの中から出した正しい答えだった。そこには、そのグループの歴史がある…私が良否を問い、修正を求めることにエネルギーを費やすより、私はもう一つの生き方を提案する方が、世の中全体から見ると社会が豊かになる、そう感じた。世の中には、いろんな選択枝があった方が楽しい。AもBもCもある社会。

それに私はもうわかっていた。

〝人まかせにしていては、自分の心が満たされない。自分の手足を使い、汗をかき、分かち合わなければ。会議や議論で新しい現実を創り出すことはできない〟

〈ぐるーぷ・みるめ〉の誕生

こうして、私が紹介して取り扱い品に加わった神田精養軒のパンが「利用者が少ない」という理由で、その会の購入品から消えることが決まったのをきっかけに、私はもう一度、望月さんの哲学を自分に引き寄せ、生産者の想いのエネルギーに満ちた食べ物を感謝して食べる〝手間〟をとり戻したい…と動きはじめた。静岡に来て一年半、新しいつながりの女性たちが、なんとなく加わってくれて、〝食べること〟がスタートした。スタートメンバーは、おのおのがすでに地域活動に関わり、動いている女性たち。誰もが組織を作るつもりはなかった。むろん私も〝効率の悪い〟グループ活動は苦手。ただ〝こんな食べ方もある〟それを見てほしかった。そしてその情報を、一人一人が食べ物を選ぶ時、世の中を見る時、活かしてもらえばよかった。

会則も、会費も入会手続きもなかった。そんなことはどうでもいい。全国には自分の心に恥じない理想を持った生産者がたくさんいることを知ってほしかった。〝無農薬〟とか〝無添加〟というラベルではなく、〝人〟がいることを伝えたかった。「いっしょにいいですか」という人は誰でも加わり、分け合った。荷が届く日には集まれる人が朝から注文品を分ける作業に当たった。

共同購入は一つの場にすぎない。人と心がつながる時、私の人生観が変わったように、希望に向かって歩き出す勇気が湧いてくることを確信していた私は、グループの形や決め事など、必要ならできてくると思っていた。そしてまた、活動そのものが不要なら、集まる人はいなくなり消えていく…それでよかった。私は自分の少ない経験の中から、決して共同購入への勧誘はしないと決めていた。

「〜に加わると〜が得られます」という勧誘は、出発点で新しい加入者に何かを保証することになる。すると「〜してもらえる」と期待する加入者をかかえ込むことになり、背負う人は重くなってしまう。しかし私たちの活動は、その重さ（責任）に対する賃金が出ることはない。私は常にどんなに小さくても「〜したい」という本人の意思表示がないかぎり、こちらからの勧誘や宣伝を好まない。人を背負って歩くことより、弱くても小さくても、互いに手をつないで歩きたかった。誰かが指図しなくても、必要なことは必ず起こると思っていた。

食べ物を分け合う人々は、あっという間に三十人、五十人を越えた。人が人に伝え、この活動がどう語られているのか想像してもみなかったが、人は集まっていた。

古い官舎の二階にダンボール箱がいくつも届き、五十人あまりの女性たちが一日に集中して我が家を訪れる。朝、隣接する職場に出勤する夫を送り出し、十二時に夫が昼食に帰るまでの三時間にすべてを終わらせた。我が家を提供するのであれば、この形を変えるつもりはなかった。

理由はいくつかあったが、最大の理由は時間を持て余した主婦の暇つぶしの場になることを避けたかった。そんな人は多くはないだろうが、七年間集合住宅に暮らしてきた私はイヤでも子育て中のいろいろな人を見せられてきた。

子どもを連れて自分が暇な時間をつぶせるのであれば、キッカケは何でもいいという女性たちは、話を合わせるのは上手だけど、心を通わせ、物事の本質をとらえることを面倒くさがった。それは〝丁寧に生きたい〟という私と対極にある気がした。

そしてもう一つ。次男はまだ二歳。人の喧騒の中に何時間も身を置くほど、生体のリズムは育ち上がってはいない。私の本能が子育てに〝動〟と〝静〟のバランスを要求した。どんなに大わらわの半日であっても、午後はのんびりと時間が流れる。私にとっても、子どもにとっても、感性を消耗しないための条件を守りたかった。長男の子育てと同様に、活動より次男の子育ての一時期を優先した。なにしろ人生は長いのだから…。

私の共同購入は、清浄な森の中に泉の水を汲みに行くような作業。水道からは確かに水は充分得られる。けれど、塩素の臭いや味、埋設されている土壌や水道管の人工的な影響によって水のいのちが弱くなっている（考えすぎだと言われそうだけど、私は理屈ではなく、それを感じる。私はそういう自分自身の性質を気に入っている）。だから、たった一杯の桶の水であっても、清浄な森の気を含んだ水が得られるなら、面倒な共同購入作業という山道を歩いていくのは、楽しい時間だった。

人の知らない森の泉を発見することができれば、その水汲みはもっと楽しくなる。いっしょに水汲みに行く人があるのなら、なおさらだ。おまけに家族にこの水を飲ませてあげることができる。森の蒸気を含んだ風、まぶしい緑、ひやりとした森の精…それを感じながら歩く道程は、共同購入で、心を傾けた食べ物に出会うのと似ている。

食品添加物や農薬には確かに発癌性やアレルギーを誘発する作用がある。生命にとってふさわしいものとは思えなかった。しかし癌にならないように…アレルギーを治したいから…という入口から歩み出す人がいるとしても、それだけが目的で〝食べ物の安全〟ばかりに目くじらを立てる人は、いつしか自分自身で疲れはてて世の中に腹を立て、まわりを恨み、森を歩く楽しさを発見しないまま何かを放棄してしまう。そんなことは悲しい。

でも不思議なもので、どんな利己的な人であっても、作る人のエネルギーに満ちた食べ物は、長い間食べ続けていると、その人自身気づかない間に心を柔らかくしてくれる。だから、この泉の水が欲しい人なら、誰でも何の条件もなく、分け合い、共有したい…そう思っていた。

だから、食べ物を買うのではなく、それがどういう人のどんな想いで作られたものか、何が素敵なのか（まったく私の主観にすぎなかったけれど…）、それを伝えることに私は全エネルギーを集中した。世の中が、どんなに優越感を得るための競争に満ちていても、たくさんの素敵な人がいて、自然と調和した生き方が作り出す食べ物があることをみんなに伝えたかった。ただ、それだけだった。

しかし、共同購入に集う人が多くなってくると、それを力と感ずる人がいるらしかった。

「他の共同購入のグループから人を引き抜いてグループを作って、市会議員になろうとしている、という噂が立っている…」と教えてくれた人がいた。もちろん彼女は単なる噂を笑っている。私は彼女への信頼と、噂のあまりのバカらしさについこう言った。

「私はそんな卑しい人間じゃないわ…」

冷静に考えれば言葉が足りなかった。これではまるで市会議員が卑しいように聞こえる。私の共同購入の真意は、人を引き抜くことでもないし、下心があって食べ物に関わるなんて、生産者に対して申し訳なくてできることではない。ましてや競争社会に身を置くなど私の希望から一番遠い話だ。こんな噂を流す人は、食べ物に対する愛情もなければ、市議の役割もまったく認識していないニセ市民活動家であることは明らかだった。そんな卑しい人と同じにしてほしくなかった。

共同購入やグループを力と勘違いし、また議員という力に魅せられる人々がいるとしても、私はそれらに頼らなくても、弱い自分、力のない私にできることは際限なくあることを知っていた。

夜中に嫌がらせのようにかかってきた電話に、私は声を荒げて答えた。

「私は共同購入を大きくすることも、議員になることも考えていません。だから事務所を構えることなど絶対、あり得ません！」

この一件は、その後、私を大いに反省させ、言葉をもっと大切に使う重要性を教えてくれることになった。

なぜなら、私たちのグループは、「何の計画もない私」とは別に、どんどん人が増え、注文の集計、集金、支払いを私一人でやっているのを見かねて「会計はやるよ」という人が現われ、「集計ならやってていいよ」という人が分担する…というように、役割分担が始まった。「グループに名まえがいるよね」という人がいれば、〝そうかなあ…〟と公募した。あい変わらず趣味のように購入通信を書いていた私は会報に名まえはあった方がいい気もした。「名まえを決めるから…」と声をかけて集まった七、八人で投票して決めた。

役割分担ができ、名まえが決まり、話し合いの場もできると、あらゆる状況が作用して、私たちが（むろん私本人も）まったく想像していなかったワーカーズ・スペースをオープンするところまで魔法をかけられたように進んだ。「事務所を構えることなど絶対、あり得ません！」そう言ってからわずか四か月後のことだった。

私は眠っていたわけではない。グループの流れのすべてに立ち合い、みんなで考え（このみんな、というのも実はやはりクセ者で、話し合いたい人みんな…と言った方が正しい。人数を数えたこともないのだから）、オープンスペースを立ち上げることになる一歩一歩は必然として起こったことだけれど、部外者からは「事務所は構えないとウソを言った…」ことになる。

私は意を決した。

〝何を言われ、どう誤解されようと、私の軽率さから出た言葉の責任だから、不信感も請け負っていくしかない。以後は「絶対」という言葉は使わないようにしよう。自分の言葉に縛られ、流れから身を守ることは正直ではない。変化する自分も、変化する人も、やむにやまれぬ事情があるかぎり認めていこう。その時は、まわりに隠さず説明していけばわかってもらえる…〟

「修正可能」を自分に許しながら、説明責任を負う生き方を収穫した私は、鎧を脱ぎ自由になった自分を感じた。〝絶対〟なんて肩肘張らなくてもいいよ…。

こうして〈ぐるーぷ・みるめ〉が生まれた。その名を運んできてくれた人は、今は静岡にはいない。静岡の中心地は転勤族も多い土地柄、名付け親はこの地にいなくても、私はその名を口にするたびに、彼女たち二人をすぐそばに感じている。二人の笑顔、しなやかな優しさ、クールなところも大好きだ。彼女たちは注文して買う、ただそれだけではなく、この場を自分の人生の関わりとしてとらえてくれていた。私が想いを言葉（文字）にした時、彼女らはそれを心に止めて聞いてくれた。そして彼女たちの想いも還してくれた。このなにげない一瞬、一瞬が結び合って〈みるめ〉の心ができ上がっている。

〈みるめ〉の名を提案された時、内心、ゴロが悪くて変な名だと思ったけれど、静岡弁の〝みるい〟「稚《おさな》くて柔らか」という言葉と、物を「見る目」を掛けているという説明に、居合わせた者が納得した。「せめて、グループというのを付けて呼びやすくしよう」という意見を加えて〈ぐるーぷ・みるめ〉に決まった。

決議機関もなかったから、すべてがこんな具合に決まっていった。集いたい人が集い、話し合うことがあれば「話し合うよ」と声をかけて、集まった人で決め、分けて食べる…。そんなことをくり返していた。職員もいないのだから、自分で取りに来るしかない。範囲が限られるはずなのに、近くの人ばかりではなく車に乗って取りに来る人まで加わった。

まだ何かできるはず…

そんな頃、子どものオモチャや本を紹介している素敵なお店がギャラリーを閉じようとしている…と聞いた。〝エッ？　あそこは静岡の文化を育てているところなのに…なぜ？〟我が家ではオモチャもあまり買わないので（どこかのおさがりでなんとなく済んでいた）よいお客とはいえなかったけれど、私はそのスペース、雰囲気、オーナー夫妻が好きだった。出かけていって理由を尋ねた。

「お家賃さえなんとかなれば続けられる…」

次男を自転車の前に乗せて、ペダルを漕ぎながら、そのスペースを留めるために自分にできることを速回しに考えた。

〝これは何かのキッカケにちがいない…〟

洗濯物を取り込み、夕食の準備をしながら考えた。

私の中に起こりはじめていた疑問。

〈ぐるーぷ・みるめ〉の活動が一部の限られた人（会員とも呼んでいなかったが、共に食べる人…）の便宜を図るだけのものになっているのではないか？

この活動がはたして、健やかな社会を創るための一歩になっているのだろうか？

一人一人が自分の視点を持って生きる新しい時代へのアプローチとして、できることはこれだけなのだろうか？

次男もまだ幼く、決してあせってはいなかったけれど、私の中ではいつも新しい表現を求める声があった。

まだ何かがあるはずだ…。バブル経済は絶頂期だった。子どもの教育熱は留まるところを知らない。七、八千円の子どもの背丈ほどある合体プラスチックモデルが男の子たちの人気をさらい、持っているおもちゃを自慢し合って見せている。華美になるばかりのギフト。一日で何万円も使う遊園地での家族レジャーブーム。

追いてられるように走り続ける若い家族を見ながら、私は木のオモチャが並ぶ、静かな子どもの森、そのギャラリーが好きだった。

高価で買ってもらえない玩具を憧れて見ていた子どもの頃と同じ静かさと懐かしさが、そこにはあった。

ここに足を運ぶ人たちと〈ぐるーぷ・みるめ〉の食べる心が重なったら、幸せが膨らんでいくのではないか。

〈みるめ〉の活動を我が家で続けるには、限界の人数に達していた。

そしてなにより、私には〝食〟にかける夢が一つあった。いつか、望月さんの提唱された一汁十菜の食卓を具現化するレストランをやりたい…。

高価な食材や豪華な献立ではなく、サラリーマンや独身者、学生さんが訪れて、安全な食材で日本の家庭に伝わる十菜の昼食をとる。家族のためだけでなく、求める人誰にでも、望月さんの心〝いのちの糧となる食卓〟を用意して食べてもらいたい…。それが、望月さんが私たち一家にかけてくださった愛情に報いるために私にできる唯一のことだと思っていた。

〈みるめ〉のメンバーは自立した考えの女性も多かった。信頼できる人の顔が一人一人浮かんだ。その女性たち（私より少し年上の人たち）は子育てから少し解放され、自分の時間を持ちはじめる時期だった。彼女たちといっしょに、ワーカーズ・スペースをやれたら…。

私の頭の中には何もないところから、ワーカーズ・スペース「安全な食材と生産者の紹介」「玄米ランチと軽食喫茶コーナー」「暮らしの情報提供の場」…という主旨が次々に浮かんだ。

営業時間は十時〜十五時（母親が一人の女性にもどる時間帯、十五時からは再び母親に還ることができる…）、その後の時間帯はギャラリーのオーナーに引き継いでもらい、喫茶コーナーは閉じる。日・月・火はお休み。そのかわりギャラリーの休業日に、〈ぐるーぷ・みるめ〉の共同購入の場として使わせてもらう。スタッフは〈みるめ〉のメンバーでやりたい人が出資金を出し合って準備をする。スタッフは当番を決め、スペースに出る…速回しに企画がまとまっていった。

私は水・木・金の三日間、九時半から十一時までランチを仕込み、食べ物の仕入れから購入品の注文までを担当した。次男三歳。いっしょに出勤し、ギャラリーのプレイゾーンで楽しそうに二時間を遊んで十一時三十分には、自転車に乗って我が家に帰った。

ギャラリーが閉まると耳にしてから二か月後、こうして〈ぐるーぷ・みるめ〉のワーカーズ〈スペース・みるめ〉が誕生した。ただし、三か月の試行後、この活動を継続するか再検討する…という期限を付けてスタートさせた。

あくまで、すべてが実験の場…私はそう認識していた。

「商売」と「市民活動」――〈スペース・みるめ〉をめぐって

一九九二年二月。オープンには神田精養軒の望月さんが腹心の部下を連れて、パンを山積みにしてスペースを訪ねてくださった。望月さんのファンが、明るい窓ぎわのテーブルで望月さんを囲んで、楽しそうに談笑している。子ども連れのランチ客。お祝いの花。店内を行き交うスタッフのはにかんだ笑顔。ギャラリーの内装はすべてそのまま、洒落たスペースに合ったシャープなエプロンがみんなを明るく見せた。

ランチは一日三十食、予約制。毎日予約でいっぱいになった。オフィスへの出前もした。テレビ、ラジオ番組、新聞雑誌の取材が連日続く。「主婦のワーカーズ・スペース、無農薬玄米ランチ…」。

レジの音が鳴り続け、ウェイトレスの当番の人がどんどん奇麗になっていく。

報道や口コミで人が人を呼び、私が想像した以上に順調に運んでいった。

「こういうお店が欲しかったんです…」

「皆さん楽しそうですね。私もお手伝いさせてください」

お客さんが好意的で常連さんがまた人を連れてきてくれる。食材は、仕入れても仕入れても在庫がなくなった。

時間給はそうとう高額になると予測できた（利益はすべて個人が関わった時間に応じて均等割にして分配すると決めてあった）。

ある日、十一時を過ぎてそろそろ帰る段取りをしようとしていると、大きな外車が駐車スペース、ギリギリに止まって二人の女性が来店した。見るからにお金持ちそうな人だ。

二人であれこれ話しながら、食品棚から両手に抱えるようにして品物を選んでいる。レジの横に一山置くと、今度は日用品を買いながら当番のスタッフに声をかけた。返答が面倒だったのか、私がいるからか、彼女は二人を私に委ねた。

「玄米じゃ食べられないから、精米したお米をもう少したくさん欲しいんだけど…。十キロとか二十キロとか、なんなら毎月何キロと決めて取ってもらってもいいんだけれど…」

百貨店で時々見かける横柄な口調の客そっくりな言い方に、私の心は萎んだ。

「そうですね。毎月決まった量の予約をしてくださっても、私たちはずっとお店を続けていくかどうかまだわかりませんので、必要なだけ買ってください。玄米でお困りなら、〇〇米店で、生産者は違いますが安全なお米をいろいろ扱っていますし、精米もしてくれますから、そちらに行かれたら便利だと思います。配達もしてくれますから…」

「あら、お商売やめちゃうの？ わざわざ清水（隣接市）から聞いて来たのに。じゃあレストランもやめるの？」

「いいえ、まだやめるかやめないかは、みんなで相談するのでわかりませんが、私たちの活動は生産物や生産者を紹介したり、共同購入を続けることなので、お店を続けるほどの力があるかどうか…」

「でも儲かってそうじゃない？ きれいな店だし感じもいいもの。がんばっておやりなさいな。どんどん宣伝してあげるから…。今時、面倒な共同購入なんて時代遅れよ」

好意を持ってくださっていることはよくわかった。

しかし安全な食べ物を買い漁っていく人は、今回に限ったことではなかった。表示や説明も読まずに、何千円と買い込んでいく人は、私たちの活動を信頼していてくれるからだ…と初めは自分を納得させようとそう考えるようにしていたけれど、私にはあまり愉快には思えなかった。そして今回「おやりなさいな…」という言葉に私の心は沈んでいった。

生産者を切り売りしているような申し訳なさを感じた。生産者を知らないで買っていく人は、流行を追うブランド嗜好と同じ。ブランドの歴史やそこの職人さんの技に魅せられて何年も愛用し、そのことでブランドを育てている人ではなく、ブランドの名を自分のものにしたいだけにすぎない。加えて「こんな高価なものが持てるのよ…」と自慢したい人が買うのであれば、ブランドの職人さんが気の毒だ。

幸い私にはお金がないから、高級ブランド品は買えないけれど、たとえお金があってもそういう人と同じに見られる不安でとうてい手が出ない…。

この店もお金を介して、生産者の心を切り売りしているのではないか。食べ物のことを本当にわかってくれる人でなくても、たくさん買ってくれればお金にはなった。商売ならそれでもいいかもしれない。

だけど、丹精込めて作ってもらったものを、私はこんなふうに扱っていいのだろうか？　お金に替えられるのは作り手本人であって、それを分けてもらう私たちがそんなことをすれば、自分のエネルギーをお金に吸い取られていくように感じた。

ちょうどその時、日本は乳製品の輸入自由化を決めていた。一瞬にして私は青くなった。

ヨーロッパの汚染ミルクが入ってくる!!

チェルノブイリから五年もたっているのに、そう思った理由はいくつもある。ヨーロッパ一帯で汚染された、その汚染ミルクはいったいどこに行ったのか、誰も知らなかった。脱脂粉乳になり、加工食品になれば、それくらいの時間は簡単に越えられる。

私はそれまで、日本人がたくさんの乳製品を摂る必要性を感じていないため、北海道から「よつ葉」の牛乳を取る「よつ葉会」の発足をメーカーから勧められても、要請を断り続けていた。静岡県は酪農もしっかりと営まれている。地場産物を大切に食べることを守りたいので、遠方から大量の牛乳を入れる気持ちはなかった。

しかし、輸入自由化となると話は違ってくる。北海道は酪農地帯だ。農産物がとれない土地で唯一の営農手段である酪農が、ヨーロッパの安い乳製品に押されて、経営を圧迫されることは明らかだった。かつて、神田精養軒の望月さんが、生産調整に泣く北海道の酪農家を見かねて、本州へ牛乳を広めたのが「よつ葉会」の始まりだった。国内産の余剰牛乳で作られる脱脂粉乳の利用を広めようと、「家庭チーズ」の作り方を伝え歩いたのも、日本の生産地を守りたいと考えた望月さんの心だった。私たちの場合、牛乳は近郊の原乳で賄えても、国内産の乳製品を守ることは将来の食文化にとって重要なことに思われた。

国内の自給率をこれ以上低くすることは、いのちと社会を切り離してしまうことになる…。

再び私は、将来を展望しない政策の前に、個人が動かなくてはならないことを痛感していた。

一人でも多くの人に安全な食べ物を紹介したい、という思いで始めた〈スペース・みるめ〉であったけれど、このままスペースの運営を続けるのであれば、昔のように生産者を訪ねたり、生産地で土と直結した〝食の現場〟を共有する時間的な余裕はなくなってしまうだろう。そうなれば、想いを交流できない共同購入はただの〝便利安全グルメ〟に等しい。

〈スペース・みるめ〉はどこまでいっても「商売」というワクは取りはずせない。なぜなら家賃を稼がねばならず、スタッフにも提供された時間に代わる何かを補償する必要があるからだ。

「商売」か「市民活動」か…。考える前に私の結論は決まっていた。スタッフは二十四人もいる。スペースは楽しい。たぶん利益もあげられるだろう…。住まうに値する家は建ち上がったのだ…。

仲間にも、ギャラリーのオーナーにも私が抜けるのは申し訳なかったが、「三か月で共同購入に戻りたい…」と打ち明けた。

スタッフは「続けたい」「今のままで充分時間給も稼いでいけるよ」「なんなら、もう少し長く働ける人に限って仕事としてやったら…。当番表を作ったりして、分担も楽にしていけるから…」と、仕事に移行することを希望する人が多かった。

けれど私は、「今は仕事をすることより、もっと丁寧に共同購入をやりたい。いつかきっと、このスペースで学んだことを基に、必ず新しい提案ができると思うから、もう一回、共同購入に戻りたい…」と頭を下げた。私が抜けても必要ならばやりきれる人々がそろっている、私はそれを信じた。けれど結局、仕事とするなら責任は誰が負うのか、それが明らかにならず、三か月の試行期間で一区切りをつけることになった。私の我ままに聞こえるのは承知だった。大義名分より、我ままな心に従いたかった。ギャラリーには私たちが紹介した食品や暮らしの品すべての仕入先を残し、オーナーが利用者の要望に応えて商売の一端としてやってくれるようにお願いし、せめてもの便宜を図った。

この主婦たちのワーカーズ・スペースの運営で私は様々なことを学んだ。「将来を目指す活動」と「経済社会の基準となる労働」の違い。〝仲間で楽しく活動すること〟と〝仕事〟をすることとの距離。専業主婦のいろいろな姿、個々人の多様な人間性。

これら私の感じたものは、いつか私の血肉となって私をたおやかにしてくれるだろうと思った。同様に、いっしょに〈スペース・みるめ〉に関わってくれた人、一人一人にとっても、かけがえのない経験として、静かに消化されていくと信じていた。どんな時も、ただ表面に起こることだけで過ぎていく人にとっては〝楽しい暇つぶし〟だったと思ってもらえばよかった。関わり、行動し、そこから感じ取れる人だけが学びとっていくのは、どんなことをしていても同じだ。

本当に安全な暮らしを求めるのであれば、その人、その人が自分の知識や目や心で選べるようにならなければ、世の中は変わらない。付和雷同する人々を納得させるために常にエネルギーを使い続けるより、自分の足で立つ人々、自分の心で立つ自信を育てることの大切さを私はこのワーカーズ・スペースで学んだのだった。三十八歳になっていた。

十の知識より一つの行動

〈スペース・みるめ〉を閉じて共同購入に戻った私は、一人一人に自分の生き方を選択する自信を取りもどしてもらうために、できることを探しはじめていた。

誰かがなんとかしてくれる、自分に不都合なことが起こるのはまわりの誰かのせいだ…と思い込んでいるかぎり、人は自分を幸せにしてあげることなんてできない。そのことを、世の中で起こっていること（食べ物、環境、暮らしのこと）の中で特に知ってほしかった。

それは一つの流れのなかで自然に具体化していった。

共同購入を続けるなかで、お母さんたちの集まりで「食べ物の話をしてほしい」とよく依頼されるようになり、次男を連れて十人から三十人の集まりに時間を作って出かけることが多くなっていた。食べ物の話をすると、つい環境とのつながり、生産者から学んだ話へと進んでいく。毎回「じゃあ、次も…」と言われ、私はいささか閉口した。

〝どうしてこの人たちは自分で情報を求めて調べようとしないのだろう…〟

自衛策として、私自身が暮らしの情報として、ダイオキシン以来ずっと利用し続けている、リーフレットや資料を読むよう紹介もした。そして話を依頼されるたびに私の方から尋ねた。

「こういう話を聞かれたことはありませんか？」

「不安に思っていても、何をどう勉強したらいいか、何をしたらいいかわからないので、そのままになってしまう。もっと知りたい」大半の人がそう言った。

私は次男を連れて小さなグループを一つ一つ回るより、生活と暮らしに関わる情報を求める人に、伝える場を提供する必要性を痛感した。なぜなら、各自が主体的な生活を創るためには、世の中で一方的に流される情報（たいていはコマーシャル、売らんかなの効用ばかりの情報）ではない、もう一つの基準を提案しなければ判断しようがないからだ。学ぶ機会を提供することで、そこから今度は学んだ人が新しく動きはじめてくれるにちがいない。

幸い〝何も知らない〟ところから歩きはじめた私は、いのちの視点に立った専門家の提言や研究、警告、市民活動に触れる機会を得ていた。その大半が「日本消費者連盟」という個人会員で作られている全国的な市民グループを介して、会員相互の縁ができたもので、依頼すれば力を借りられる状況に私はいた。

「合成洗剤」「食品添加物」「ポストハーベスト問題」「水」「家庭内農薬汚染」「子どもの体」、いずれも国内での第一任者の方に講師を承諾してもらった。了承してもらえた理由は明確だ。――いのちの視点で、新しい社会の流れを創りたい。そのための活動である――。依頼した著名な研究者も、私の立場も同じだからこそ、謝礼を度外視して（謝金は参加者の受講料の全額を充当する…という条件で）引き受けてくださったのだ。

企画者は私一人。チェルノブイリ救援活動を後方支援してくださっていた静岡県ボランティア協会の協力を得て、次男と二人三脚で準備をした。

こうして〈健やかな命のための生活講座〉が始まった。一九九二年十月。行政がまだ「環境問題」を生活者の問題としてとらえる以前だった。生涯教育の場でも、カルチャー講座はあっても「暮らしの安全」を取り上げる講座がなかったこともあって、申し込み者は定員をはるかに越えた。

地域の人々に対して準備をした講座ではあったけれど、〈みるめ〉の人々を含め、〝安全な食べ物〟を求めることが個々のエゴにとどまらないよう、いのちにふさわしい物を食べたいのであれば、みんながいのち全体のめぐりに心を止め、自分の暮らし方が地球そのものを汚すことのないよう、暮らし方を見直してほしかった。

具体的にどんな暮らしがいのちを脅かしているか、情報を共有する…私は浜松で行なってきた活動を、もう一度新たに始めたのだった。

六回の講座を通して参加することが条件になっていた生活講座が無事終了すると、終了生の中から、このまま終わらないで何かしたい…という声がいくつか寄せられた。

私の意図とは少し違う流れに、正直気が重かったが、月一回なら…と自分をなだめて小さな集まりをスタートさせた。本当はいったん学んだのなら、一人一人がそれを生活の中で活かし、必要ならその人自身がグループを起こせばいい…。私が人のために次も用意しなければならない理由はなかった。

しかし、月一回の情報交換をすれば、おのおのが動き出せるだろうと、参加者を信じた。

幸運にも集まった人はいい人ばかり。重い腰を上げてよかったと安緒した。〈みるめ〉ではゆっくりと話せないことも、話すことを目的に集まっているのだから、思う存分、井戸端会議のように話せた。なにより集まった人は学んだことを自分の中で消化し、暮らしに活かすことができる人たちだったので、自由で互いを縛らない会を可能にした。仕事を持つ人は、それを子どもの教育やボランティアの場に取り入れてくれたりした。

会という形にとらわれる人もなく、むろん会費もなかったし、「自分たちがやりたいこと、聞きたい話を企画する」「人がやっていることは、やめよう」「お金なんてなんとかなるよ」、すべてが納得できるメンバー。個人の居心地のよさより、堅苦しい〝意義〟や〝目標〟が優先されるのは苦手だ。自分たちが求めるものは何か…よく語り合った。

転勤、出産、再就職…とライフスタイルの変化で抜ける人もあったが、なんとなく〈みるめ〉のメンバーが加わって常に七、八人が集まっている。もちろん会員の募集はしたこともない。しかし、何かを提案すれば、きちんと話し合い、納得して形にできるところは互いに敬服している。

いのちと環境に関わる〝科学的、学術的講座〟を一、二年で一巡した頃、世の中は地球環境がクローズアップされる時代を迎えていた。

行政の生涯教育や環境政策の中で、環境問題の学習の場が企画されるようになり、私たちは講演会の企画をペースダウンした。行政の講演会の参加料は無料、託児も付いている。くり返し講演会に参加して満足している人の受け皿はいくらでもあった。私たちは誰も取り上げない問題を掘り起こし、一つ学んだら、必ず生活や社会制度の見直しに結びつける活動に切り換えた。

静岡で初めて「電磁波汚染」を取り上げた時は、希望者が電磁波の測定が行なえるよう、測定器を購入して貸し出しを始めた。電気とのつき合い方、自主防衛方法が確認できて好評を得ている。

「遺伝子組み換え食品」についても静岡では初めて。

全国で表示を求める消費者の動きが始まっており、県、市議会へ表示に関する意見書の採択を求める陳情を用意し、聴衆に賛同を呼びかけた。百余名の賛同を得てその月の間に県、市議会で意見書は採択された。私たちは七年あまりの活動の中で生活者、主婦の市民グループとして社会的認知を得ていたため、議会への陳情は超党派の議会の賛同が得られた。

その後も、学んだことは暮らしを見直す提案として、議会への働きかけ、制度作りを意識して活動を計画した。それは私自身が十八年の市民活動の中で感じたジレンマがそうさせていたのだった。特に九七年に「環境カウンセラー」の認証を得て以後、講演会の依頼が日増しにふえ、月に八回、十回と話さねばならなくなって感じたことだった。

いつも誰かが用意してくれる講座に次々と参加することで満足してきた従順な世代の人々には、「どんなことでもいい、一つでも生活に活かしてやってみてほしい…」とくり返し伝えた。十の知識より一つの実践が環境を変えるのだと、情熱の限りを尽くして伝えた。けれど返ってくるのは「できることをしなければいけないのはわかるけど、行政が変わらなければ社会は変わらない…」という意見だった。それを聞くたび思った。他者を頼るのではなく、学んだことをどう自分自身で行動するか、それが大切なのだと。

多くの市民グループも、会議やイベントは行なっても、じっくり各家庭のゴミ一つを減量することなく、「行政はもっと分別回収をしてほしい」と要望するのであれば、実りのない話になってしまう。

自分の暮らしが変わっていく楽しさを感じない活動は、机上の空論や他者への要望や批判に陥りやすい。私たちは具体的にリンゴ箱一つ、ビン一個のリユース、エコ歯ブラシ、糸ひも…と自分たちの使う物一つ一つに心を止めて検討していった。

環境ブームの中でさすらう人々

実に様々なことを提案し、企画してきた。

すべて、私たちの願いを受け止めてくださる人（小さなグループの依頼に遠路、少ない謝金で講師を引き受けてくださるなど）の協力がなければかなわないことばかり…と、今になって足を向けて寝られない人の多さに驚く。もう、立って寝るしかない…。

こうした活動の中で、少しずつ〈ぐるーぷ・みるめ〉や「健やかな命のための生活講座」が地域で知られるようになると、〝名まえ〟を頼って活動に加わりたいという人が現われるようになった。

〈ぐるーぷ・みるめ〉は入会したい人は誰でも、時間を出し合うことの多い活動であることを了解してもらえば、どんな人もその日から加わることができる。ただし、〈スペース・みるめ〉を閉じる時点で活動を営む場（事務所）が必要となり、小さな軒先を借用することになり、それに伴ってお家賃を会員で分担することや、会員を把握するために入会手続きを取る等、世話人の提案で、活動の形はもはや出発時の発想からひとりでに育ち始めていた。

関わる人が話し合って形を決めればいい…そう思っている。私は内心〝面倒〟だなと思うのだが、流れは流れるようになっていく。総会もでき、会計報告、規則もできて、今ではどこから見ても〝組織〟になっている。

世をあげての環境ブームに入り、市や県で活動報告をするように依頼され〈ぐるーぷ・みるめ〉として発表したりすることが多くなってきた。「地球温暖化防止プログラム」などが取り上げられる以前からそうした暮らしを実践してきた〈みるめ〉は、「環境市民グループ」という外部からの〝レッテル〟も貼られるようになっていた。

いつも変わらず同じことを続けているだけなのに、行政から妙に愛想のいい扱いを受けるようになると、心のどこかに隙間風を感じた。

〝もう、そこまで環境汚染が進んでしまったんだ…〟

〈みるめ〉には、「食べ物のことはどうでもいいけれど環境問題をやりたい」「環境のことをやりたいので何でも勉強させてください」と言う新人が次々に入会した。

どの人もやる気があり、よく喋り、何か提案すると全部に関わってくれた。責任感もあるし、行政や他のグループとの合同企画の誘いにも、意欲的に担当を買って出た。「お家や子どもさんは大丈夫？」思わず確認した。「ええ、子どもたちは私がいない方が伸びのびしていて、夫もその方がいいらしいので…」いろんな家庭があるのだと本人の意思にまかせた。

〈みるめ〉は土、日、夜に活動することは皆無。世話人会にかけても、活動時間が合わないという理由で様々な誘いを辞退してきたので、新人環境活動家が加わってくれたことはそれなりに有難かった。

でも見ていると、初めから何かが違っている…と互いに感じているところがおもしろい。のんびり、ゆっくり同じ活動をくり返し水面に漂っているような従来の世話人に、新人が内心苛立っている。また何年も世話人をしている人たちは新人を「すごいねえ」と一言。

私はチェルノブイリ原発事故後『まだ、まにあうのなら』が全国的に読まれ、一気に動きはじめた若いお母さんたちの風景を思い出していた。

彼女たちはどこにでも出かけていった。「今すぐに原発を止めろ!」と叫び出さんばかりに、原発周辺にも市にも県にも、四国の伊方《いかた》原発にまで駆けつける人もいた。昼夜なく「いのちのために原発を止めよう」と言い続ける彼女たちに、私は冷ややかに言われた。

「よく、そんなに落ち着いていられるよね。本当に今やらなかったら、止められるチャンスはないんですよ」

彼女たちは半年もすると、いのちの活動の場から姿を消していた。「何をやっても世の中はよくならない!」「みんな考えようとしない!!」彼女たちは周囲に腹を立てて、次の生き方を選択していった。

問題は違っても、同じような人をくり返し見てきた。気づいたばかりの人は、何かをすぐ変えようとあせって動く…その気持ちはよくわかった。私も同じように〝なんとかしたい〟と思ったし、今も思い続けている。あせったり、悩んだりもする。

しかし、今回の環境ブームは今までとは違う。国や行政のお墨付きがあるから始末が悪い。このブームに乗じた人は、自分の心が悲鳴をあげたのでもなければ、償いきれない殺生や非道を侘びて自分の人生を創り替えたのでもなかった。どこかで目にし、誰かに聞き、臭ぎ分けた人たちだった。環境市民活動を押し広げようと、もう行政の手が入って用意されていたりする。〝環境活動をやっている〟その優越感と満足感が欲しくて動きはじめた人が少なくない。子どもの教育の次はカルチャー教室、そして今度は環境…。


これまでにも〈みるめ〉で人間関係がギクシャクすることはたびたび起こった。「〜してくれない」「世話人の仕事はたいへんだ」「代表者が変わらないのはおかしい…」等、不満の発端はいろいろあった。

「〜してくれない」という発言は、「そうね、ここは自分でやる会だからね」の一言でたいていかたづいた。

世話人はどの人も、「やってもいいよ」と本人の意思表示があってなっているのだから、頼んでやってもらった人はいない。仕事がたいへんなら話し合いの場に上げてくれたら、改善策を考えられた。しかし提案はなかった。世話人一人一人に「こんなにたいへんな仕事をやらされるのはおかしいと思わない?」と愚痴を言ったあげく、結局誰にも同意されず退会した人の最後の言葉は「主婦ばかりの向上心のない集団にはつき合いきれない」だった。「同じことばかりしているより、自分をみがきたい…」と言ってやめていった人もいた。

「代表者が変わらないのは変だ…」と言ったのは、「食のプロ、転勤前に住んでいたところではいろいろやってきた」と自己アピールがあって、入会直後に「運営委員になりたい」と申し出て世話人になった人だった。ある日突然、「代表が変わらないグループはおかしい。なぜ規約もないのですか? この会は民主的ではない」と言われ、「特に代表を決めたこともない」と答えて激怒された。

「実質的に仕切っているじゃない。決めてないなら選挙をして一年交代にした方がいい」と提案があり、総会も規約もない時だったので、「規約は原案を考えて提案して。それから代表はあなたに交代してもらえたら嬉しい…」と正直に言った。代表はやりたい人がやればいい、と気楽に思っていたのだ。それに〈みるめ〉から少し手を離せたら、私には市民活動でやりたいことが山ほどあった。しかし全世話人に猛反対された。

「人を手足のように使いたい人に代表なんかされるのはイヤ。私たちは仕切られてなんかいない。馬場さんといっしょにやりたいからやっているだけ。あなたがやるなら私はやめる。代表になりたい人は、力が欲しいだけ。そんな人とはいっしょにやりたくない」

「いっそ、言うように選挙してみたらええわ。誰も立候補なんてしないし、時間のムダだってことがわかるだけや」

「パパがね、〈みるめ〉にいたら何かいいことあると思うんじゃなくて、〈みるめ〉で何がしたいかだって言ったわ。私は〈みるめ〉が好きだし、馬場さんの手伝いがしたいから来てる」

いまだにこの時のことを鮮やかに覚えている。

〝〈みるめ〉で何がしたいかだ…〟たぶん、それは一人一人違うだろう。しかし〈みるめ〉が健やかないのちをつなぐ場ではなく、成果を急ぐ人たちの〝アピールの場〟になっていくようなら、私は〈みるめ〉を退会する…と決めている。私はまた一からやったらいい。

〈みるめ〉の中で一人一人が、ゆっくりと深く共感し、知らないうちに前よりいのち（自分や人、暮らし）と響き合えるようになっている…そういう人たちが、迷ったり、悲しんだり、あせったりしている若い後輩たちを見守り、時代が新しい価値観に変わる一時、一時を感じていく…。〈みるめ〉でいのちの根を伸ばした人は、世の中に脅されたり、踊らされたりしないで自分たちの意志で社会を創り替えていく一歩を踏みしめる…それが私の中の〈みるめ〉だ。

環境活動を目的に入会した人も世話人になり、何でも好きなことが提案できた。いつも忙しそうな彼女たちは計画があれば何にでも出かけていったが、講演会を開いたりイベントをしたりするのには積極的で、〈みるめ〉の作業をになうことには、すぐに飽きた。いっしょに組んだ人は彼女たちのそうした姿に疲れ、黙々と彼女たちの分まで作業をしているのがわかった。ずっと家族のように活動してきた古くからの世話人の心が傷ついていくのを黙って見ているのは、耐えがたい辛さだった。

しかし、長い間、特に気負わず、のんびりと〈みるめ〉にいる人々の根っこは、ここ一、二年の風雨の中で確実に深くなり、彼女たちの笑顔は魅力を増している。

環境活動を目的に加わった人はたいてい一年あまりでみんな次のアピールの場に転出していった。人それぞれが自分の求めるものの得られる場に集い、すべての人が自分を幸せと感じ、人をも思いやれる、そんな〝場〟が満天の星のようにあればいい。〈みるめ〉もその一つでありたい。そして願わくば、いのちの根を深くする場でありたい。

願いの種が発芽する（1）――〈うれしいトレペ〉の誕生

新しい人々による環境活動が活発になってきた頃、全国をカバーする古紙ネットワークのメンバーが東京から静岡に、家庭紙（トイレットペーパー、ティッシュ等）メーカーの静岡製紙を見学に訪れるということで、静岡からも合流することになった。ダイナミックな動きをしているグループで、私もずっと活動状況を知ってはいた。〈みるめ〉からも参加する人があるというので、報告を楽しみに待つことにした。しかし見学から帰っても、参加した人たちから立ち上がってくる想いは感じられない…。

「どうでしたか?」せめて報告が聞きたかった。

「原料を古紙回収業者から仕入れるのではなく、独力で焼却される紙を回収してトイレットペーパーを作っていました。白くする必要はないから塩素漂白剤を使わないで作っていますが、納品すると、白くないという理由で全品問屋から返品されています。返品の山で売れる見込みもないから、作り続けられないそうです」と言う。見学者は大きな地球釜の様子や、白くないと使わない消費者の動向をあれこれつけ加えたが、私は内心がっかりした。全国組織の人が見に行ってそれだけ? 消費者の見学はいつもそうだ…。社会科学習じゃないのに…。

「そのトイレットペーパー、どれくらいあるの?」

「六十ケースくらいだと聞きましたけど…」

「じゃあ、〈みるめ〉で全部使えると思うから、価格を出してもらって、教えて。県内のグループに購入を依頼しても六十なら大丈夫だから」

今、使わなければ次に進まない。燃やされるはずの紙(雑古紙)を原料に、塩素を使わないで作るトイレットペーパー。私がダイオキシン→塩素→紙の漂白…と気にかけはじめて以来、十一年。いつか理想のトレペを…と願ってきたそのものに出会えた気がした。今動けば実現する可能性がある…。

価格の問い合わせに対し、私より少し若い専務（直後に社長）と担当者の二人が翌日会いに来るという。

その日椅子に座ったとたん、専務は話しはじめた。

「牛乳パックをトレペにするなんて、まったくもったいなくて僕には信じられない。トレペに白さは必要ですか？　紙はどんなに小さくても資源。トレペはもう再生できないんだから、燃やされる紙で作らなきゃいけないと思う。しかし紙屋さん（古紙回収業者）は、金になるいい紙ばかり集めているから、原料費だって高くなる。うちは自分の努力で廃棄物になる紙を集めてるんです…」

B型だろうな…真っすぐな人柄がよくわかった。牛乳パックの話は因縁を感じた。パックの会（パックの回収を進める組織）がトレペを依頼して作ると聞いた七、八年前、私は何回も手紙を書いて修正を求めていた。「こんな上質な紙はトイレットペーパーにせず、上質紙に再生する努力をしてほしい」と、しかし、回収される牛乳パックの量では上質紙の原料に必要な量の一〇パーセント（当時）にも満たないから不可能だと、調べていってわかった。

専務の話はすべて心にぴったりだった。再生紙について十年以上前に調べた知識で気にかかる点があった。

「脱墨には合成洗剤を使っているんですよね」

「いいえ、うちではドラム式の機械で脱墨しているから水だけです」

信じられなかった。こんなメーカーに出会えるなんて、天を仰いでその場で神様に感謝したいくらいだった。

すごいトレペができるかもしれない。その場に同席した人も大勢いたが、私は走り出していた。

「原料は燃やされる紙一〇〇パーセント、化学物質を一切使わないで作る…この条件で作ってくださったら、全国の仲間に知らせて、必ず売れるようにしますから、ぜひ作ってください。白さなど気にしない環境に適したトレペを望んでいる人は全国にたくさんいます。問屋なんかを通すから消費者の希望が見えなくなるんですよ。宅配にして、全国の求めている人に直接届くように企画しましょう…」

初対面の会談だったが「やってみましょう……」と了解してもらえた。彼は内心どう思っていたのだろう。聞いたことがないのでわからないが、私の言葉を信用してもらえたのは、私がずっと待ち望んでいた想いが通じたのだろう。ビン牛乳を求めて何か月も訪ね歩いた頃を思うと、最近は願うだけで「ハイどうぞ」と希望が形になるようになっている。たくさんの願いの種が発芽の時期を迎えているのかもしれない。

専務はさっそく試作品を作り、私のところに持参して小さな声で聞いた。

「それで馬場さん、一個についてこちらにはいくらお払いすればいいでしょう…」

それがお商売だろう。私は笑って言った。

「私たちが一円でももらったら、商売になってしまいます。私は五年後、十年後のトレペの常識を作るためにやっているんです。そんなことは不要ですから一円でも安い価格を付けてください。環境にいいものは高いと我慢して買う人だけじゃなくて、いいものも安いほうが広がるでしょ。そのかわり、お金をもらわないのだから、万一作り方に嘘があったら、いつでも買わないように全国に伝えますからね。私も十五年の信用を賭けて広めるのですから…」

こうして〈うれしいトレペ〉(こんなトレペができて〝うれしい〟という気持ちを込めて私が名づけた。「うれしいよね」は私の口癖)は九七年二月、全国にデビューしていった。

全国に向けて私が手紙を出した二週間後から、注文はやむことなく入りはじめ、今も使われ続けている。〈うれしいトレペ〉のエピソードを語り出せば一晩あっても足りないが、手にした人がまた〝うれしい〟を心に拡販員のように口から口へと伝えてくれて、待っていた人の多さを実感することになった。地方自治体ごと使ってもらえるよう動ききったトレペフレンズ(私たちはこのトレペを使っている人々をこう呼んでいる)もいる。

トレペが順調に売れ出した頃、私たちは〝買う〟ことに安住せず、各家庭で捨てられる紙を回収し〝うれしいトレペ〟の原料として製紙会社に搬入する活動を立ち上げた。静岡市内のトレペフレンズで雑古紙の回収を希望する人を募り、月一回各拠点に〈みるめ〉の有志が回る。

我が家でも三、四キロになる。それが一〇〇メートル巻シングル一・五個になって我が家に戻ってくる。我が家から紙ゴミが消えた。〈みるめ〉で月三トン。月一回一、二時間の作業でCO_2が減り、税金にしてゴミ処理費九十一万円の節約となる。紙はトレぺになって私たちは化学物質を使わないトレぺを使うことができる。

十の知識より一つの行動。

雑古紙の回収作業で学んだノウハウで私たちは、二年後には念願だった生ゴミの完全堆肥化プログラムもスタートさせた。この日が来るまでに十八年、生ゴミは土に還したいと願い続けてかなった夢だった。

願いの種が発芽する（2）――念願の生ゴミ堆肥化プログラム

結婚したての頃、夫と二人の小さな食卓を準備して出たトマトのヘタやキュウリの頭、ジャガイモの皮を水切りカゴに入れて、私は四階から階段を下りていった。

私の幼い頃、祖母の家ではスイカやキュウリの皮や種は鯉の池に、トウモロコシの芯やスイカの食べ残しはウサギに、その他の生ゴミは裏の畑に掘ってある穴に入れていた。そして茶ガラは茶の木の根もとへ。

私にとってこれが当たり前の生活風景。都会に住んでいた私の家でも生ゴミは養豚業者（私たちは親しみを込めて豚飼いさんと呼んでいた）がリヤカーに桶をのせて、回収に回ってくれていた。これがつい、四十年前（昭和三十年代前半）の日本の風景だった。

だから、自分が台所に立つようになった時、私はまわりを見まわした。山を切り開いて立てられたばかりの広大な敷地の大学には、山土がいたるところに顔を出している。五階建ての官舎のまわりには植木が植えられているスペースがあった。私は生ゴミと小さなシャベルを持って前庭に下りていった。

ガリッ、ゴッ、ガッ…山石ばかりの小庭は小さなシャベルでは歯が立たないくらい固い。私はうんうん唸って穴を掘り、石ころばかりの土の中に生ゴミを埋めた。一回目のその日は事なく過ぎた。

そして翌日の夕方、同じようにシャベルをならして穴を掘っていると、ベランダから声がした。

「何してらっしゃるの?」

咎めるのではなく、好奇心で問う声だった。

「あの…生ゴミを土に還したくて…」

「エッ? ゴミを埋めているの? 浜松市は生ゴミも市の回収に出すのよ…」

よほど、いなか育ちと思われたのだろう、親切に教えてくださる。

「ええ、でも、生ゴミは燃やさなくても栄養になると思って…」

「畑ならいいけど、ここは山土だし、犬が来ても困るし、それに臭っても困るから…」

だんだんその人の顔が曇りはじめた。見れば確かに、一階のベランダとは二メートルも離れていない。よその家の前に生ゴミを埋めるのは礼儀に反しているかも…。

「ごめんなさい。もっと山の方に埋めますね…」

「……」

帰宅した夫に、おかず話に話すと、夫はいとも簡単に言った。

「それはダメだよ。自分の土地じゃないんだから、かってなことをしちゃあ…」

「フーン。横の山でもダメかなあ」

「隣の山は国の土地じゃなくて、私有地かもしれないじゃないか」

「そうだよねえ…」財産や私有地に欲のない私も、自分の土地がない者は生ゴミを土に還すこともできないのか…とこのときばかりはガッカリした。

「いつまでもここに住むわけじゃないから、いつか生ゴミを土に埋められる暮らしをしよう」

夫はそう言って、自分も少年時代、手伝いで生ゴミを埋める穴を庭に掘っていた話をしてくれた。

いつか、生ゴミを土に還せる暮らしがしたい…その後も集合住宅に住む暮らしが続いた私は、ずっとその夢を持ち続けた。

そして、その夢は五年前、静岡の地で有機農業を続けている若い生産者I夫妻によってかなえられた。彼は私たち消費者の家庭で出た生ゴミを運び、自分の畑の土に還し、堆肥化し、その土でまた、農産物を育てて私たちに分けてくださるようになったのだ。それで自分の家の生ゴミを焼却場に持ち込むことはなくなった。

しかし、私は生ゴミをバケツに集めながら、実は心がひどく痛んでいた。Iさんの優しさ、誠実さ、言葉にはできないいのちの力がその野菜から伝わり、私たちの元気を支えてくれている。私はバケツを回収に出すたび、Iさんの姿が浮かんだ。

十キロのバケツがIさんのところには月百個から百二十個運ばれている。確かにそれは焼却されることなく、土に還り、土を癒し、地球の一部になっている。土に埋め、土を混ぜ、土をかけ、バケツを洗う…バケツはいつもIさんの心のようにきれいに洗われて返ってきた。

作業を人頼みにして、土に還すということは自然なことだろうか…私には〈みるめ〉のメンバーに「生ゴミを土に還しましょう」と呼びかけることができなかった。労力を人まかせにし、汗もかかず、手に豆も作らず、「自然のめぐり」を論ずるなんてできない…。

〃なんとか自分たちで畑を借りて、やれる人が力を出し合って作業ができるようにしたい。Iさん夫妻の好意に甘えるのではなく、今までの恩に報いたい…〃心の中に願いながら、時の来るのを、月の満ちるのを待った。

そして二〇〇〇年九月、準備してきた「みるめ生ゴミ完全循環プログラム」がスタートした。

土地は養護学校の父母子らが借りている畑に、堆肥として入れさせてもらえることになった。これもすべて、人と人の縁と好意が結び合って、その畑に行き当たったのだ。活動費はなくてもできる範囲で続けるつもりだったが、地元銀行の「ふる里環境保全基金」の助成を受け、お世話になってきたIさんへの謝礼や、車を貸してくださる人への御礼に充てられた。

月一回、鍬やシャベルを持つのも悪くない。作業は一時間から一時間半。畑に深い溝を掘り、生ゴミを入れ丹念に土と混ぜ、その上に土を戻し、平らにする。子どもたちが空になったバケツを水道まで運んでくれる。バケツを洗って、畑に成長している野菜を収穫する。一番喜んでいるのは幼子たち。この子らはメンバーみんなに育てられている。

「一人でやったら、きっと続かないよね」

「みんなでやると速いよね」

埋め戻したあたりが暖かく息づきはじめたように思える。〝自分の土地じゃなくても、都会の真ん中に住んでいても、こんなに素敵な夢がかなっています。ありがとう…〟

願い続け、できることをつないでいけば、いつかその願いは現実となる。一人ぼっちで歩きはじめた私は、今、願い続けたものが一つ一つ形になっていくのを眺めている。

現実は私たちの夢が創る

暮らしながら学び、学びながら実践し、新しい暮らしを提案する…。

一九九九年五月、健やかないのちと暮らしを提案するスペース〈プラムフィールド〉をオープンした。仲間と共に学んできた知識を一人一人が実践し、体得した具体的な暮らしを、それとなくまわりに伝える場…。ライフスタイルの変化で共同購入を卒業していった人も〈みるめ〉で扱う品を買い求められる場…。〈うれしいトレペ〉やティッシュなどを買いに来る人、電磁波測定器の貸し出し、「かずのおけいこ」（小学校の算数教材）の回収…。拡がってきた活動の窓口となる利用しやすいオープンスペース、そんな場の必要性を感じていた。

そして、七年前の約束――いつか必ず〈スペース・みるめ〉で学んだことを基に、新しい提案をします――を果たしたかった。

期は満ちる時を知っている…。少しずつ、形を整え、姿を変えながら歩んできた〈みるめ〉の中で、スタッフがそろっていた。単調で仕事の多い活動の中で、心地よく、静かに深く歩いてこられた仲間。

「週に一、二回、当番をしながらスタッフが井戸端会議するだけでも楽しいよね」「それで少しでも世の中のためになるんだったら、嬉しいしね」が合意できる人たち。

私には二つの想いがあった。

子育てが一段落したらパートに出るかPTA…ではない主婦の姿を、社会との新しい関わり方、一つの生き方を若い女性たちに見てもらいたかった。

もう一つは、シンプルに暮らすための不要品再利用スペースをやりたい。バブル期に買い込んだ物が家庭で死蔵されている…成長する子どもの物は使用期間も短い、それがそのままゴミに出される前に、使える人に橋渡しする場を作れば、物の命を活かすことができる。ゴミの減量、なんて言わないで「もったいない」「ありがたい」を合い言葉にしたかった。

お家賃を払って、経費を引いて、利益が出たら当番をした時間で均等に分ける。もちろん十時〜十五時、月〜金の主婦時間。無理をしなくても、訪れる人が居心地のいい場所ができればいい…。

〝プラムフィールド〟とは、オルコットの『若草物語』のジョーが夫、ベア先生と共に孤児や子どもたちの教育を始めた場所。

私の小学校時代の夢はジョーになることだった。〝結婚しないから、将来は孤児院（今はこういう言い方はしませんね）を作って、たくさんの子と暮らしたい〟その夢はかなわなかったけれど、このスペースは〝健やかないのちをつなぐ〟夢に向かって、自分たちにできることを一つ一つ努力する温かな場所。ジョーの時代を越えて二十一世紀、もう一つの〈プラムフィールド〉。夢を現実にする場所。暖かい心が未来を育てる場所。

小さな力と時間を出し合えばいろいろなことができる。夢を出し合えば、想いのエネルギーが現実を創っていく…それは精神世界の観念論や賢者の起こす奇跡ではなく、誰でも持っている能力だ。

振り返ると、どの場面でも私は逃げだすことができた。でも、神様に見透かされている、と思うと言い訳などしても無駄だと観念した。そして一歩を踏み出してみると、困難な壁などどこにもない。壁を作っているのは自分…。静かな目をもって見れば誰でもそれに気づくはず。主婦という制約、人間関係、社会的な価値観、常識という幻想など…人を縛るものはたくさんあるけれど、〈みるめ〉の仲間も、夢に向かって動いた分だけ、奇跡を重ねている。何かを成し遂げたいと思う時、自分で壁を作ってしまっては何もできない。

時間がなければ、ある時間を少しずつ出し合ってみんなで一つを創ればいい。お金がなくても、知恵を出し合っている間に、フッと道が開ける。お金を自分に引き寄せようとしなければいい。お金が現実を作るなんて思い込んでいる間は、お金が一番大事なんでしょう。けれど、私の仲間はみんな知っている。明日を創るのは自分だということを。自分の心が明日を創っていく…。

何十年も、何百年も前から、あきらめず未来を見つめて小さな風を起こし続けてくれた人たちの努力を思い出す時、社会は常に変化していることに気づかされる。女は不浄のもの…なんていう時代だってあったのだから。

動いた分だけ、たおやかに。私たちは社会が変わっていくその一瞬にいる。新しい時代は、私たちの夢が創る…。それを体験している人ならば、どんな時も子どもたちにそっと言ってあげられるのです。

「あきらめないで…。未来はあなたが創るのよ。きっとたくさんの夢がかなうよ…」

あとがき

一日一時間、毎日、という活動にあてる私の時間は、〝ただし家族と過ごす夕方五時以降と休みの日は除く〟という条件が付いている。初めはもどかしかった時間の制約だけれど、考えてみればその条件のおかげで十五年たった今もなんとなく続けられている。子どもの成長と共に融通がきくようになって活動時間の幅も広がった。常に変化する暮らしもまた嬉しい。そんななかで半年もかかってこの原稿を書き綴った。

一つ一つの出来事をたぐり寄せながら、再び自分の孤独や悲しみ、感動や共感を味わうことができ、今は肉声を聞けない祖父母、父、恩師望月さんの声、息づかいさえ、私の中に在ることを感じている。つながった心は決して離れることはない。私が離れた浜松にいる人々とも、あるいは静岡を離れていった人々とも、どんなに時間や距離が離れていようと、いつでもその人を感じることができるし、どんなに困難なことが起ころうと、どこからか〝大丈夫だよ〟の声が聞こえてくる。

〝あせらないで〟といつも自分にささやき、五年後、十年後には…と願い続けてできることから始めてゆけば、必ず夢は現実になっていく…真っすぐそう信じて歩いてきた。

考えれば〝食べ物〟〝暮らし〟〝環境〟それればかり。他のことはすべてまわりに甘えている。

芝居もやりたいけれど、今は用意してもらった芝居を親子で観せてもらい、幸せを感じている。何のお手伝いもできていない。PTA活動も同じ。家事は夫が彼の好きなペースで協力してくれる。地域のことも住まわせてもらっているだけ。仲間には忘れ物を届けてもらうことから始まって、手のかかる私を許してもらっている。極めつけは子どもたち…。「母さん、いつまでも子どもと同じつもりじゃいけないんだよ」そう言いながら、目が笑っている。感謝してもし尽くせないことばかり…。せめて私のできることで何か役に立てたら…と自分を励ましている。

身近な人々だけでなく、思っていても私が自分で関わることのできない、たくさんのことを担ってくださっている人々が、今日を創り上げている…。

今日を創ってくださった人々に、心からありがとう。

明日の現実を創るのは、今日からの「私」。今日から始まるのです。

二〇〇一年五月二十日

馬場利子

【付】こんなことをやってきました

1983・9　友人、知人にあてて食べ物、暮らしを伝える月刊『エプロン通信』を発行しはじめる。（〜90年2月）

1984・5　浜松市消費者グループに参加。

10　生産者と消費者をつなぐ共同購入〈浜松パンクラブ〉結成。（〜90年3月）

1986・5　松菱百貨店の役委員となる。（〜88年）

1987・6　安全な暮らしと命を守るネットワーク〈日本消費者連盟浜松グループ〉結成。

11　〈『まだ、まにあうのなら』を贈り読み広める会〉を始め、全国の図書館に四か月で八百八十一冊寄贈。

1988・3　『野菜を使った献立集』出版（〈浜松市町を住みよくする会〉発行）。

5　広瀬隆氏講演会「東京に原発を」開催（〈広瀬隆さんを呼ぶ会〉主催）。

12　〈浜松放射能測定室〉開設。

1990・5　〈チェルノブイリ救援・静岡〉発足。募金総額二百八十六万円、チェルノブイリ写真展、粉ミルクキャンペーンなどを行なう。

6　日本消費者連盟運営委員となる。（〜96年。現在は役員選考委員）

1991・3　静岡市の市民グループを紹介した冊子『いのち、自然、くらし、街・生き活き生活マップ』を自費出版。

8　安全な食品の購入を通して暮らしを見つめる共同購入グループ〈ぐるーぷ・みるめ〉発足。（〜現在）

1992・2　〈ぐるーぷ・みるめ〉の活動から生まれたワーカーズショップ〈スペース・みるめ〉オープン。

5　〈スペース・みるめ〉を閉じ、共同購入活動に戻る。

10　連続講座「健やかな命のための生活講座」スタート。

1993・5　連続講座終了後、市民グループ〈健やかな命のための生活講座〉を発足させ、二か月に一回生活講座を主催しはじめる。（〜現在）

1995・5　静岡県生涯大学運営委員となる。（〜99年）

1996・9　〈健やかな命のための生活講座〉より『いのち、自然、くらし、すこやか・生活マップ』を出版。

1997・5〜　各地で「地球温暖化防止ワークショップ」（静岡市他主催）のコーディネーターを務める。暮らしの安全、環境問題についての講演が多くなる。

2　講演会「恐るべき電磁波汚染を考える」開催。電磁波汚染測定器の貸し出しを開始する。

3　環境庁認証の環境カウンセラーになり、地域、学校、企業等で環境問題の講師を務める。

6　静岡県福祉のまちづくり推進委員会委員となる。（〜現在）
7　講演会「遺伝子組み換え食品を考える」開催。遺伝子組み換え食品の表示を求める署名を開始する。
静岡県議会に「遺伝子組み換え食品の取り扱いに関する意見書の採択を求める陳情」を行ない、採択される。
9　静岡市議会に「遺伝子組み換え食品の取り扱いに関する意見書の採択を求める陳情」を行ない、採択される。
10　静岡県青少年問題審議会委員になる。（〜99年）
12　使い捨て社会を見直し、ごみの減量と使い回しを進める暮らしを静岡市に提言し、
静岡市議会に「就学時の購入品の見直しを求める陳情」を行ない、採択される。

不用になった「かずのおけいこ」の回収・配付を開始し、「かずのおけいこ」の使い回しが実現する。

1998・2　〈ぐるーぷ・みるめ〉と（株）静岡製紙工業の共同企画〈うれしいトレペ〉（雑古紙一〇〇％完全無漂白）が誕生する。
9　家庭内の焼却される紙（雑古紙）の回収を開始し、〈うれしいトレペ〉の原料として製紙会社に搬入する。
1999・5　健やかな命と暮らしを提案するスペース〈プラムフィールド〉オープン。
「気付きのワークショップ」、「プライベートミーティング」開始。

9　講演会「台所からの種集め～中国の砂漠緑化」を開催し、砂漠緑化の種集めを開始する。

10　〈ぐるーぷ・みるめ〉、第十六回中日ボランティア賞受賞。

11　ごみの分別について、行政に要求するよりも市民の中で実現していくために、『静岡市 ごみの出し方50音別一覧表』を〈健やかな命のための生活講座〉で編集・発行する（静岡市監修）。

2000・3　生ゴミ完全循環プログラムを「しずぎんふるさと環境保全基金助成事業」として取り組む。

6　「静岡環境会議」（静岡市、企業、市民による環境行動計画を制定するための場）スタート。

静岡市議会に「学校給食の調理時に使用される塩ビ手袋について再検討を求める陳情」を行ない、採択され、使用中止となる。

12　「もしも地雷がなかったら」ウォン・ウィンツァン、チャリティーコンサート。

2001・2　静岡市と〈ぐるーぷ・みるめ〉、〈プラムフィールド〉、〈健やかな命のための生活講座〉の共催で「ガイアフェスティバル」を開催、環境パネル展・講演会・フリーマーケットを企画する。

〈著者紹介〉

馬場利子（ばば　としこ）

1953年、岐阜県生まれ。'82年より静岡県在住。未来に負債を残したくないという思いから、"健やかないのちを未来へ"をキーワードに、環境や生命にやさしく、幸せを実感できる暮らし方を具体化する活動を続けている。〈浜松放射能汚染測定室〉開設（'88年）、雑古紙100％完全無漂白のトイレットペーパー〈うれしいトレペ〉の企画（'98年）などを実現。

共同購入〈ぐるーぷ・みるめ〉、学び合いの場〈健やかな命のための生活講座〉、暮らしを提案するスペース〈プラムフィールド〉代表。環境カウンセラー。フリーライター。

未来《みらい》のページは「私《わたし》」が創《つく》る——暮《く》らし発《はつ》・いのち発《はつ》

2001年7月15日　初版発行

著　者　馬　場　利　子©

発行者　増　田　正　雄

発行所　株式会社　地《ち》　湧《ゆう》　社

東京都千代田区神田東松下町12-1（〒101-0042）

電話番号・03-3258-1251　郵便振替・00120-5-36341

印　刷　㈱シナノ

製　本　根本製本

万一乱丁または落丁の場合は、お手数ですが小社までお送りください。
送料小社負担にてお取り替えいたします

ISBN4-88503-160-5　C0036

自然流食育のすすめ
小児科医からのアドバイス3

真弓定夫著

小児成人病やアレルギー性疾患の増えている今、子どもに何をどう食べさせればよいのか、健康と文化の両面から考える。子どもたちの未来を案ずる故の、ちょっぴり辛口な好評シリーズ第三弾。

四六判並製

玄米家庭料理

馬淵通夫・恭子著

健康によい玄米食をおいしく食べるコツは、魚・卵1、植物タンパク1、野菜3のバランスで、おいしいおかずを作ること。四季の献立とその作り方を紹介し、無理のない玄米食をすすめる入門書。

A5判並製

わらのごはん

船越康弘・船越かおり著

自然食料理で人気の民宿「わら」の玄米穀菜食を中心とした「重ね煮」レシピ集。オールカラーの美しい写真とわかりやすい作り方に心温まるメッセージを添えて、真に豊かな食のあり方を提案する。

B5判並製

土からの教育
クマさんの養生説法

竹熊宜孝著

生命を育む安全な食べ物作り、病気にならないための養生作戦を繰り広げる〈百姓医者〉クマさんが、家庭の食卓を預るお母さん方や、次代を担う子供たちに、やさしく具体的に語った養生説法集。

四六判並製

親子で楽しむ手づくりおもちゃ
シュタイナー幼稚園の教材集より

フライヤ・ヤフケ著／高橋弘子訳

シュタイナー教育の実践経験に基づいたテキストの邦訳版。幼稚園期の子どもに大切なおもちゃとは何か。布やひも、羊毛、木や砂などの天然素材を用いた人形や衣装、積み木などの作り方を解説。

A5変型上製

自然に産みたい
5人の子供を自宅出産した記録

橋本知亜季著

医者や助産婦に頼らずにできた5回の家庭出産。自分の体と心の声を聞きながら自然に即した生活を実践する著者の出産・子育てを、同時に進行していた山暮らしのための開拓の様子とともに語る。

四六判並製

バクテリアを呼ぶ男
究極の生ゴミ革命

葉坂 勝著

ありとあらゆる生ゴミがたった二五日間で一握りの完熟堆肥に！ それを可能にしたのは自然に集まってくるおびただしい種類と数の微生物たちだった。「いのちの循環」再生に賭けた男の物語。

四六判並製

ガンジー・自立の思想
自分の手で紡ぐ未来

M・K・ガンジー著／田畑 健編／片山佳代子訳

近代文明の正体を見抜き真の豊かさを論じた独特の文明論をはじめ、チャルカ（糸車）の思想、手織布の経済学など、ガンジーの生き方の根幹をなす思想とその実現への具体的プログラムを編む。

四六判上製

まだ、まにあうのなら
私の書いたいちばん長い手紙

甘蔗珠恵子著

原発が何の略かも知らなかった一人の主婦が、その実態を知り、驚き、学んだことを友人、知人あてに書き送った長い長い手紙。子を守ろうとする母の気持ちが共感の輪を広げる。月刊「湧」増刊号。

A5判並製

びんぼう神様さま

高草洋子著

松吉の家にびんぼう神が住みつき、家はみるみる貧しくなっていく。ところが松吉は嘆くどころか神棚を作りびんぼう神を拝み始めた——。現代に欠けている大切な問いとその答えが詰まった物語。

四六変型上製